U0376122

胎儿发育好   孕妈不臃肿、更健康

月子巧护理   宝宝不遭罪、少生病

备孕怀孕坐月子

全程指导百科

每周一读

北京大学人民医院妇产科主任医师

王山米   北京市产前诊断技术专家委员会委员

主 编   北京市优生优育协会监事会监事长

孕产畅销书专家

吉林科学技术出版社

图书在版编目（CIP）数据

备孕怀孕坐月子：全程指导百科每周一读 / 王山米主编． -- 长春：吉林科学技术出版社，2018.2
ISBN 978-7-5578-3416-6

Ⅰ．①备… Ⅱ．①王… Ⅲ．①妊娠期－妇幼保健－基本知识②产褥期－妇幼保健－基本知识 Ⅳ．① R715.3

中国版本图书馆 CIP 数据核字（2017）第 266199 号

备孕怀孕坐月子 全程指导百科每周一读

BEIYUN HUAIYUN ZUOYUEZI QUANCHENG ZHIDAO BAIKE MEI ZHOU YI DU

主　　编　王山米
出 版 人　李　梁
责任编辑　孟　波　穆思蒙
封面设计　杨　丹
制　　版　悦然文化
开　　本　710 mm×1000 mm　1/16
字　　数　240千字
印　　张　15
印　　数　1-8000册
版　　次　2018年2月第1版
印　　次　2018年2月第1次印刷
出　　版　吉林科学技术出版社
发　　行　吉林科学技术出版社
地　　址　长春市人民大街4646号
邮　　编　130021
发行部电话/传真　0431-85635176　85651759　85652585
　　　　　　　　　　　　85635177　85651628
储运部电话　0431-86059116
编辑部电话　0431-85610611
网　　址　www.jlstp.net
印　　刷　长春百花彩印有限公司
书　　号　ISBN 978-7-5578-3416-6
定　　价　49.90元
如有印装质量问题可寄出版社调换
版权所有　翻印必究　举报电话：0431-85635186

现在，优生优育逐渐被提上日程，几乎成为每个家庭的重点事宜，孕育一个聪明健康的宝宝不仅是爸爸妈妈的必修课题，更是长辈们的最大心愿，真可谓全家总动员。那么，如何做到优生优育呢？答案就在本书里。

面对长辈们的反复催促，久久没有孕事的你，是不是感到非常着急呀？你使尽了浑身解数，可还是无济于事，难免感到万分沮丧。其实，你大可不必着急，要放轻松。怀不上，准是哪个环节没有做好。希望你按照本书"备孕12周"所讲的科学合理的方法备孕，"好孕"不久会降临。

即使孕事已经来临，也千万不能掉以轻心，因为肚子里的小生命是非常脆弱的，一定要做好产检，做好孕期保健，合理安排作息与饮食，还有别忘了胎教。即使孕期遇到了突发情况，也不要慌了手脚，要及时就医。关于孕期生活详情，请看本书。

度过了40周的漫长岁月，经历了分娩的阵痛，终于迎来了可爱的小宝宝，新妈妈在享受新生命带来的喜悦与幸福之余，不光要调理好自己的身体，做好产后的恢复，还要照料好刚出生的宝宝。本书详述了产后8周内新妈妈在生活起居、饮食、保健方面的注意事项，以及对新生儿的照料，给你细致入微的贴心指导。

你已经迫不及待地想要翻开这本书了吧？让我们开始步入这60周的旅程吧！

CONTENTS 目录

PART 1 妈妈好身体 宝宝好温床

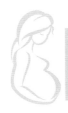

PART 2 怀孕40周
幸孕旅程开始了

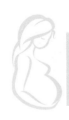

PART 3　产后8周
坐好月子与新生宝宝护理

小胎儿，大本领

　　精子和卵子相遇组合成受精卵，一天天长大发育成胚胎，再慢慢变成胎儿，孕妈妈的肚子一天天变大、变重，胎儿变成一个可爱的小人儿模样。

| 孕 1 月 | 胚泡植入子宫内膜，胚胎形成；大脑开始形成。 | 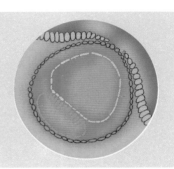 |

| 孕 2 月 | 眼睛、唇开始生成，心脏开始构建；手脚构建，通过 B 超可以看到胎心管搏动；长耳朵，外生殖器可辨认，牙齿开始发育，可以称为胎宝宝了。 | 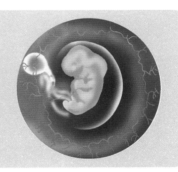 |

孕**3**月

胸腹腔分开，眼肌形成，手指和脚趾都发育了，可以看到胎宝宝在动，90% 的器官逐渐建立。

对外界刺激的反应增强。在本月最后一周，上腭开始生成，胎宝宝的各器官基本构建好了。

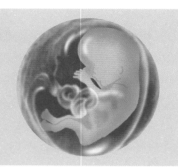

孕**4**月

出现乳牙牙体，声带形成，手指纹和脚趾纹形成。宝宝胎心率最快的时期，可以看出性别了。

第 15 周时骨化速度加快。第 16 周，胃内开始产生胃液，肾脏开始产生尿液。

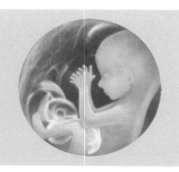

孕**5**月

心脏发育几乎完成，开始出现肘关节，听觉开始发育，出现呼吸运动，产生最原始意识。第 19 周时消化器官开始有功能。到本月末，胎宝宝就可以听到外界较强的声音了。

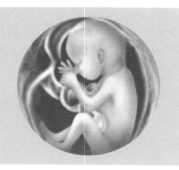

孕**6**月

胎宝宝发育进入最后完成阶段，鼻子、眼睛、眉毛和嘴巴的形状发育完成，可以经腹壁通过胎宝宝听诊器听到胎心音。本月，胎宝宝肢体活动增加了。到第 23 周时，准爸爸把耳朵紧贴孕妈妈腹壁就可以听到胎心搏动。

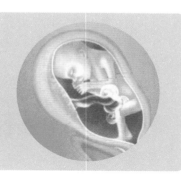

孕7月

大脑沟回明显增多，对外界刺激更敏感，骨关节开始发育。孕妈妈可根据胎动判断胎宝宝在宫内的活动情况。第27周时，有几乎和大人一样的脑沟和脑回，耳朵神经网已经形成。到了本月最后一周，胎宝宝会做梦了，眼睛可以自由闭合睁开了。

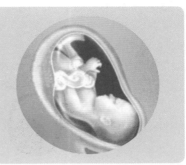

孕8月

呼吸系统发育基本成熟，胎宝宝开始有光感了，会转头寻光。如果是男宝宝，睾丸已经降入阴囊。胎宝宝会跟着光线移动他的头部或者伸手去摸光。第32周时，胎位确定了，胎动频率和强度减少了。

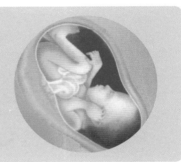

孕9月

胎宝宝在不断成长着。胎宝宝的头部准备进入孕妈妈的骨盆，头可能已经与孕妈妈的骨盆衔接了。第36周时，基本具备了生存能力。

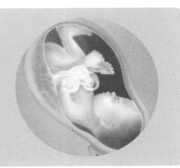

孕10月

为出生做好准备：准备离开孕妈妈的身体了。第39周时，胎宝宝进入预产期。第40周宝宝出生。

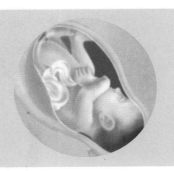

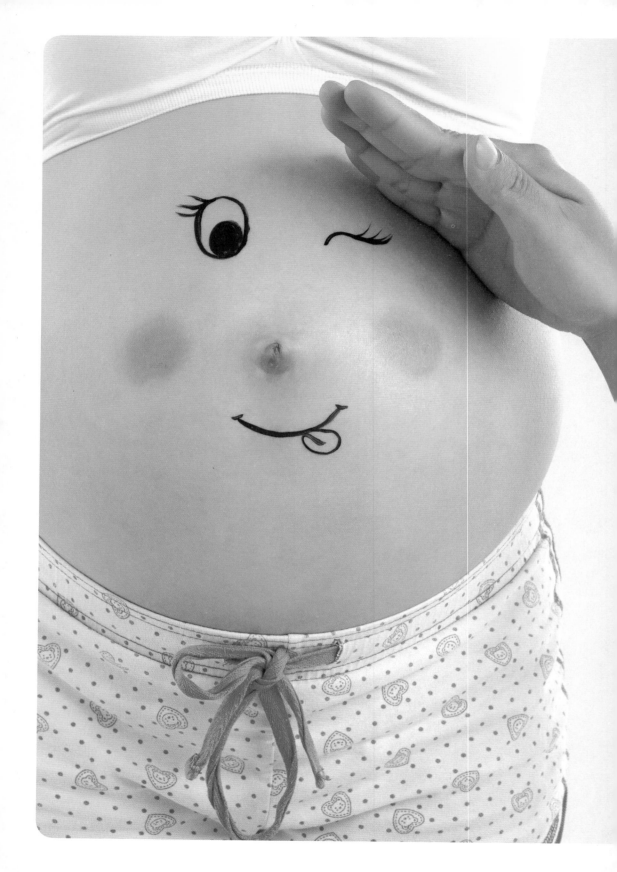

妈妈好身体
宝宝好温床

第1周 做好身心准备

计划妊娠能避免有害因素对胎宝宝的影响，从而实现优生优育。身心都做好准备的夫妻才能孕育出健康的宝宝！所以，从现在开始有计划地准备吧。

合适的环境

某些环境因素会对受孕产生不可小觑的影响。夫妻双方在计划妊娠前要创造一个良好的外在环境，具体做法如下：

1. 日常生活中，夫妻双方要远离手机、打印机、微波炉等带有辐射或电磁波的用具，远离噪声环境。

2. 决定怀孕前，家庭成员特别是女性要避开装修等工作。

3. 远离下面的物质：

（1）某些化学制剂，如苯、甲苯、甲醛、二硫化碳、一氧化碳、杀虫剂、除草剂等。

（2）某些金属，如铅。

（3）某些麻醉药品、化疗药品。

（4）放射性物质。

（5）成瘾性物品，包括高浓度的烟草、烈酒等。

4. 适当减小自己的工作强度，减少工作压力。

成熟的心智

备孕夫妻除了需要了解与孕育有关的知识、做好物质准备外，必要的心理准备也是不可缺少的。

怀孕后，女性身体会发生巨大的变化，身材可能会变得臃肿不堪；为了胎宝宝的健康，许多活动和娱乐都会受到限制，备孕女性要在心理上做好准备。

作为丈夫，除了要准备扛起家庭的经济重担外，还要格外宽容和疼爱妻子，对于妻子可能在怀孕中出现的诸多变化，如烦躁不安、唠叨等，要理解和体谅，并想办法让妻子心情愉快。此外，丈夫要主动从事家务劳动，特别是要让妻子远离厨房油烟等的侵害，还要做好因孕妇口味变化而须频繁采购、挑选、更换食物的思想准备。总之，想想自己未来可爱的宝宝，一切付出都是值得的。

妇产科小词典

近年来，受到环境污染、饮食结构调整的影响，许多夫妻即使身体健康也饱受不孕的煎熬。另外，不良的生活习惯会导致流产、畸形儿等。因此，即使怀孕了也仍然不能放松警惕。

受孕前 3 个月，备孕夫妻都要加强营养，以提供健康优良的精子和卵子，为优良胎宝宝的形成和孕育提供良好的物质基础。

备孕饮食有讲究

1. 供给充足的热能。每天在供给正常成人需要的 2400 千卡（约 10 042 千焦）的基础上，再加上一部分，以供给性生活的消耗，同时为受孕积蓄能量，为受孕和优生创造条件。

2. 供给充足的脂肪。脂肪是机体热能的主要来源，所含必需脂肪酸是构成机体细胞组织不可缺少的物质，增加优质脂肪的摄入，有利于怀孕。

3. 供给充足的无机盐和微量元素。

4. 纠正不良的饮食习惯。不同食物中所含的营养成分不同，含量也不等。有的含这几种，有的含那几种；有的含量多些，有的含量少些。因此，最好吃得杂一些，不偏食，不忌嘴，养成好的饮食习惯。杜绝节食减肥、抽烟、喝酒等。

重点补充叶酸

叶酸对备孕妈妈非常重要。研究发现，怀孕早期缺乏叶酸是引起胎宝宝神经管畸形的主要原因。备孕妈妈最好在准备怀孕的前 3 个月开始就每天摄取 400 微克叶酸，因为日常摄取量远远不够。

大豆异黄酮调理月经

大豆异黄酮，即植物雌激素，其结构近似于人体雌激素，可以双向调节人体的雌激素，可以使你体内的雌激素始终维持在一个正常水平，从而促使内分泌功能正常，调节月经紊乱，维持正常的月经周期。

蜂蜜、维生素 E 强壮精子

蜂蜜是蜜蜂采集了大量花粉酿造的产物，而花粉就是植物的雄性器官，花粉经过蜜蜂的酶作用后，里面含有大量的植物雄激素，这种激素和人的垂体激素相仿，有明显的活跃性腺的生物特征，而男人的精子就是在垂体激素的控制下产生的。而且蜂蜜的糖极易被血液吸收，对精液的形成十分有益。如果再同时补充能刺激男性精子产生的维生素 E，对男性作用更佳。

营养素	好孕功效	富含的食物
蛋白质	蛋白质能够提升精子和卵子的质量，更有利于受孕成功。	豆类、花生、肉类、乳类、蛋类、鱼虾类等。
B族维生素	B族维生素是三大营养物质能量转换的必要物质，没有足够的B族维生素参与，能量的转换将发生障碍，没有了能量，要想达成持久的夫妻生活也是不可能的。	豆类、糙米、牛奶、家禽、瘦肉、肝脏、肾脏、蛋黄、果仁、香蕉、鱼类及绿叶蔬菜等。
锌	充足地摄取锌能让性生活的能力提高。如果锌的摄取不足，容易降低性能力。男性的前列腺中含有丰富的锌，前列腺与性激素的合成有关，它能让精子更具活力。	牡蛎、鲱鱼、虾皮、紫菜、鱼粉、芝麻、花生、猪肝、豆类等。
维生素A	维生素A有利于维护皮肤和黏膜的健康。如果缺乏维生素A，容易使阴道干燥，没有润滑，同房时摩擦容易受伤，感觉不舒服，并且受伤后容易感染，形成阴道炎。	鱼肝油、牛奶、胡萝卜、杏、西蓝花、木瓜、紫花苜蓿、蜂蜜、香蕉、蛋类、南瓜、韭菜、绿豆、芹菜、杧果、番薯、菠菜、洋葱、哈密瓜等。
维生素E	被称为"生育酚"，含有酚的化学结构，是生育的催化剂。维生素E还与黄体激素、雄激素的生成分泌有关，维持生殖功能。不少研究表明，许多流产两次以上或曾经早产的女性，在服用维生素E后，都能生出健康而足月的婴儿。	绿叶蔬菜、种子胚芽如麦芽、花生、芝麻等。
维生素C	是精子的保护伞，能使成年男子的精子免受有害物质引起的基因损伤。	橘子、鲜枣、猕猴桃、菜花、草莓、大蒜等。
叶酸（很重要）	能降低胎宝宝发生缺陷的概率。	动物肝脏、甜菜、菜花、绿叶蔬菜、水果等。

肥胖不但影响美观，还大大影响身体素质，容易引发疾病。超重还是影响怀孕优生的重要因素。下面的减肥方法很简单，在家就可以实现。

抬腿运动

① 仰躺在床上，两腿并拢慢慢抬起（图1），抬到与身体呈90°时慢慢放下。注意，膝盖不能弯曲，肩膀和手臂也不能用力。

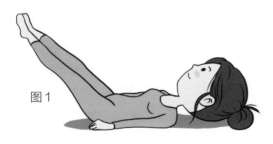

图1

② 在脚离床40厘米左右位置停下来（图2），保持1分钟。反复做10次。

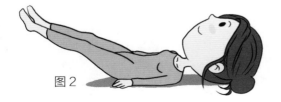

图2

腰部运动

① 坐在床上，双腿向前伸直，双臂平行支撑于臀部后侧，抖动双腿放松，右腿弯曲跨在左腿之上，右臂抬起放在右腿膝盖上，同时身体向后转，目视前方（图3）。收回动作后，反方向做1次。反复做10~15次。

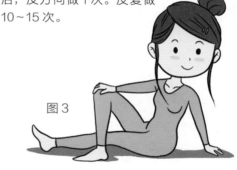

图3

② 盘坐在床上，右臂在身前、左臂在身后展开，然后将左臂自左侧盘于腰后，右手抱住左膝（图4）。收回动作后，反方向做1次。反复做10~15次。

图4

第 4 周 赶跑坏习惯

为了打造聪明健康的宝宝，备孕夫妻必须在生活起居方面多加注意，改正不良习惯。

备孕妻子生活方式六忌

不良的生活方式是看不见的"杀手"，备孕妻子要禁忌六种生活方式。

禁忌类别	原因分析
清晨吸烟	人苏醒时新陈代谢尚未恢复到正常水平，呼吸的频率较慢，体内积滞的二氧化碳较多，这时吸烟会使支气管因烟的刺激而痉挛收缩，使二氧化碳的排出受阻，从而产生气闷、头晕、乏力等症状，这对备孕妻子的身体是不利的。
空腹喝牛奶	牛奶中的蛋白质经过胃与小肠消化成氨基酸才能在小肠内被吸收，而空腹喝牛奶时胃排空很快，蛋白质还来不及被吸收即排到大肠，不但造成营养浪费，而且蛋白质还会在大肠内腐败成有毒物质，这些有毒物质会不利于将来的胎宝宝。
如厕看报	如厕时，人的神经低级和高级中枢共同参与活动，许多人习惯于拿上一份报纸或一本书，一蹲就是小半天。如厕看书报会使排便意识受到抑制，失去了直肠对粪便刺激的敏感性，久而久之会引起便秘。
室内养鸟	鸟粪中可能带有致病菌，鸟粪被踏碎以后，病菌便飞扬在空气中，若人长时间吸入，会诱发呼吸道黏膜充血、咳嗽、痰多、发热等症状，严重者还会出现肺炎与休克。
洗热水澡时间过长	洗澡时，热水产生出大量的蒸汽，附在水中的有毒物质如三氯乙烯、三氯甲烷等分别被蒸发 80% 和 50% 以上。有些有毒物质随蒸汽而被身体部分吸收，进入血液循环系统，危害很大。而且，在较热的水中洗澡时间过久，对心脏也不利。
睡觉时窗户紧闭	人入睡后，如果门窗紧闭，不用 3 小时，室内的二氧化碳就会增加 3 倍以上，细菌、尘埃等有害物质也会成倍增长。因此，睡觉时应留些窗缝，以便让室外新鲜空气不断流入，室内二氧化碳及时排出。

备育丈夫生活起居须知

备孕丈夫的营养建议

1. 改变口味重的习惯。男性如果长久地摄入过多盐分，容易引起高血压，更会损害心、脑、肾等一系列器官，对优生优育十分不利。世界卫生组织建议健康成人每天食用食盐的量为 6 克，包括通过各种途径如酱油、咸菜、味精等调味品摄入的盐量。

2. 吃饭七分饱。吃得过饱、暴饮暴食等容易造成消化不良，加重胃、肠、肝、脾、胆等消化器官的负担，精子的质量也不会高。

3. 孕前要节制能量饮料和酒。大部分的能量饮料中含有大量的咖啡因和牛磺酸，会对心脏功能和血压造成影响，从而影响优生优育。长期过量饮酒容易引起高脂血症，血中的三酰甘油和低密度脂蛋白浓度也会升高。此外，长期或大量饮酒，会导致机体慢性或急性酒精中毒，使精子数量减少，活力降低，畸形和死精子比例升高，影响受孕和胚胎发育。孕前应禁酒。

4. 合理摄入优质蛋白质。夫妻孕前最好在每天的饮食中摄取优质蛋白质 40～60 克，以保证受精卵的正常发育。优质蛋白质与胎宝宝的健康关系十分密切，它是体内各种酶和某些激素的主要构成原料，还可通过葡萄糖的异生作用转化为糖，对人体十分重要。

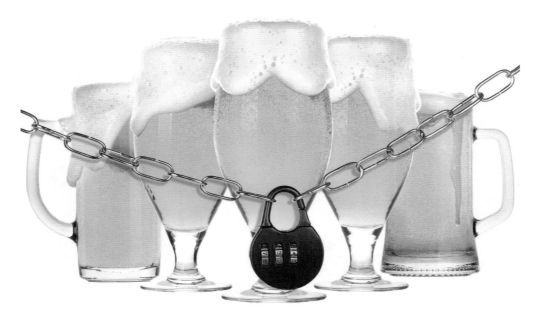

啤酒容易导致畸形儿，备孕丈夫最好不要饮啤酒

专题

问卷调查：
备孕，你的生活方式健康吗

下面的问题，回答"是"，记1分；回答"否"，记0分。

1. 如果你是女性，你是否每周饮酒50毫升以上？如果你是男性，你是否每周饮酒70毫升以上？
   □ 是　□ 否

2. 你是否经常突然一时暴饮？
   □ 是　□ 否

3. 你或你的爱人吸烟吗？
   □ 是　□ 否

4. 你每周在家做饭的次数少于3次吗？
   □ 是　□ 否

5. 你每天都想吃甜食吗？
   □ 是　□ 否

6. 你晚上入睡是否困难，一旦醒来，再次入睡也很困难？
   □ 是　□ 否

7. 你的手机是否时刻开机，你是否发现自己很难与周围人短时间内脱离联系？
   □ 是　□ 否

8. 你每周运动少于3次吗？
   □ 是　□ 否

9. 你每周都工作超过50个小时吗？
   □ 是　□ 否

10. 你经常是夜晚甚至周末都在工作吗？
    □ 是　□ 否

11. 你担忧你的经济状况吗？
    □ 是　□ 否

12. 你在一周刚开始的时候会感觉到恐惧吗？
    □ 是　□ 否

13. 你很少有时间去见你的朋友和家人吗？
    □ 是　□ 否

14. 你是否很难在目前的日程中给自己放几天假？
    □ 是　□ 否

15. 你每天晚上睡眠时间少于7个小时吗？
    □ 是　□ 否

你的分数

0～4分　你的生活方式是非常平衡的，虽然也可能存在或多或少需要改变的地方，但基本上不影响你的健康和生育。

5～8分　你的生活方式可能正在影响健康和生育，虽然不是很明显。建议你做一些改变，以提高受孕概率。

9～12分　你的生活习惯中只有很少一部分是健康的，你应该好好反省一下了，什么才是对你和你的家庭最重要的。你越早做出改变，效果就会越早显现出来。

13～15分　你的健康和生育已经受生活方式的影响了，需要彻底做出改变。如果你有了改变的决心和计划，现在为时不晚。

问卷解析

（1）多于题目中所说的饮酒量，就会对生育产生影响。

（2）每天消化掉少量的酒精，比起在几个小时内代谢掉一周积攒的饮酒量，会对你的身体影响更小。

（3）吸烟与怀孕是水火不容的。

（4）如果生活方式是不健康的，从侧面也反映出你的饮食习惯也是不健康的。

（5）血糖值波动可干扰内分泌平衡，从而对生育有一定影响。

（6）除了表现为疲劳外，入睡困难也是压力大的一种表现形式。

（7）充足的睡眠对于机体的修复以及功能的正常运转都是必要的。

（8）要学会与外界短时间内断绝关系，把注意力放在自己和爱人身上。

（9）运动对增强一个人的健康和生育能力都有很重要的作用。

（10）你需要找出不得不长时间工作的原因，并找出方法来改善这种情况。

（11）夜晚工作会影响到你晚上的睡眠，在周末工作你的大脑就不能得到充分的休息放松，不利于你下一周的工作。

（12）经济问题是困扰很多夫妻的问题，你应该在它影响到健康和生育之前找出一定的解决办法。

（13）寻找一些在工作中能使你放松的方法，看看是否能改变你目前的工作状况，减轻它带给你的压力。

（14）与亲近的人在一起可以改善你的情绪，缓解压力。

（15）休假对平静自己的情绪、缓解压力是非常有必要的，而且也是非常好的怀孕时机。

第5周　做完孕检更安心

　　孕前检查必不可少，发现疾病并及时治疗。一般建议在孕前 3~6 个月开始做检查，包括夫妻双方。女方的孕前检查最好是在月经干净后 3~7 天之内进行。

孕前需要检查什么

　　孕前检查包括常规检查和特殊检查，常规检查是检查身体是否健康、生殖系统是否健康；特殊检查是为了排查不宜妊娠或需要推迟妊娠的疾病。

• 备孕妈妈孕前常规检查

检查项目	检查内容	检查目的	检查方法	检查时间
身高体重	测出具体数值，评判体重是否达标	如果体重超标，最好先减肥调整体重，在正常范围为宜。	用秤、标尺来测量	怀孕前1个月
血压	血压的正常数值： 高压：小于 140 毫米汞柱（18.6kPa） 低压：小于 90 毫米汞柱（12kPa）	怀孕容易使高血压患者的血压更高，甚至会威胁到孕妈妈的生命安全。	用血压计测量	怀孕前3个月
血常规血型（ABO、Rh）	白细胞、红细胞、血沉、血红蛋白、血小板、血型等	是否患有球蛋白生成障碍性贫血、感染等，也可预测是否会发生新生儿溶血病等。	采指血或静脉血检查	怀孕前3个月
尿常规	肾脏疾患的早期诊断	有助于肾脏疾病的早期诊断，有肾脏疾病的需要治愈后再怀孕。	尿液检查	怀孕前3个月

（续表）

检查项目	检查内容	检查目的	检查方法	检查时间
生殖系统	通过白带或内诊常规筛查滴虫、真菌感染、尿道炎症以及淋病、梅毒等性传播疾病，有无子宫肌瘤、卵巢囊肿、宫颈病变等。	是否有妇科疾病，如患有性传播疾病、卵巢肿瘤、子宫肌瘤、宫颈上皮内病变，要做好孕前咨询、必要的治疗和生育指导。	阴道分泌物、宫颈涂片及B超检查	怀孕前3个月
肝肾功能	包含肝肾功能、乙肝病毒、血糖、血脂等项目。	肝肾患者怀孕后可能会加重病情，导致早产。	静脉抽血检查	怀孕前3个月
口腔	是否有龋齿、未发育完全的智齿及其他口腔疾病	怀孕期间，原有的口腔隐患容易恶化，严重的还会影响到胎宝宝的健康。因此，口腔问题要在孕前就解决好。	口腔检查	怀孕前3个月

·备孕妻子孕前特殊项目检查

检查项目	检查内容
乙肝病毒抗原抗体检测	乙肝病毒可以通过胎盘引起宫内感染或者通过产道引起新生儿感染，会导致胎宝宝出生后成为乙肝病毒携带者，做此项检测可让备孕妻子提早知道自己是否携带乙肝病毒。
糖尿病检测	备孕妻子怀孕后会加重胰岛的负担，可能会出现严重并发症，因此备孕妻子要做空腹血糖检测，必要时做葡萄糖耐量试验检测。
遗传疾病检测	为避免下一代有遗传疾病，备孕夫妻双方要对遗传病史进行相关检测。
性病检测	艾滋病、梅毒等性病具有传染性，会严重影响胎宝宝的健康，做此项检测可让备孕妻子及早发现自己是否患有性病。
甲状腺功能检查	了解孕前甲状腺功能状况，药物治疗后稳定者，可以怀孕。
TORCH检查	检查备孕妈妈是否感染弓形虫、风疹病毒、巨细胞病毒、单纯疱疹病毒以及其他病毒，备孕妻子一旦感染这些病毒，应先治疗，再怀孕。已有抗体IgG阳性者，可安全怀孕。
染色体检查	有不良孕产史者，备孕双方可查染色体，排除双方染色体异常。

卵子的家

腹部的脐下 1/3 处就是女性生殖系统的内生殖器。卵巢是储存和释放卵细胞的，卵细胞会通过输卵管到达子宫。阴道是连接子宫与体外的通道。外阴是生殖器官外露部分的统称，由对性刺激敏感的阴蒂及阴唇所组成。阴唇是包绕阴蒂及覆盖在阴道口和尿道口的皮肤褶皱，能够起到保护女性生殖系统的作用。

每个月，女性的身体中都会有数个未成熟的卵细胞在卵巢中开始发育，这就是通常所说的卵泡。一般说来，只有一个卵细胞可以发育成熟，其他的卵细胞会慢慢萎缩。

精子的家

阴茎和阴囊是男性外生殖器的两部分，阴囊内有两个睾丸，睾丸是精子生成的场所。精子储藏在紧贴睾丸后部的附睾中，并获得一定的运动能力。输精管联系着附睾和射精管，射精管和阴茎中的尿道是相通的。在射精的过程中，精子混合在精囊腺体所分泌的囊液中。

男性从青春期开始，两个睾丸就会以每天大约 1 亿个的速度不断地产生精子。一个成熟的精子包括：

头部：其内为细胞核，细胞核中含有 23 条染色体，它负载着人类的遗传信息。其中的一条染色体为性染色体 X 或 Y，它决定了胎宝宝是男宝宝还是女宝宝。

中间部分：包括与精子能量代谢相关的结构，能为精子的游动提供能量。

尾部：长长的尾部能使精子沿直线快速地游动。

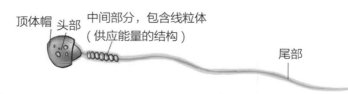

顶体帽 头部　中间部分，包含线粒体
（供应能量的结构）
尾部

一侧睾丸每秒生成 1500 多个精子，
一次可以射出 1.2 亿~6 亿个精子。

怀孕所需的 4 个必备条件

1. 睾丸能够产生足够数量的形态和活力均正常的精子，精液能顺利输送精子。

2. 卵巢能产生正常的成熟卵细胞，并能分泌出正常水平的激素，而且输卵管道畅通无阻。

3. 在女方排卵期前后，夫妻进行正常的性生活，男女双方生殖器官的构造和功能正常，能保证精子进入女性生殖道与卵细胞顺利结合。

4. 好的子宫和正常的子宫内膜，适合于受精卵的着床和继续发育。

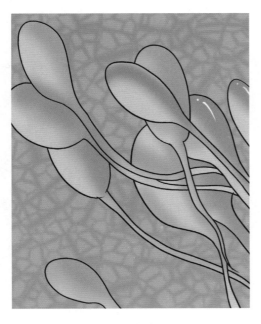

精子游动

健康的精子在尾部的驱动下每小时可以游动数厘米，射精完成后，大约有 100 万个精子可以穿过宫颈，但只有 200 个可以到达输卵管。

受孕的经过

卵细胞诞生：卵细胞从卵巢排出，进入输卵管。

精子生成：夫妻同房，一次射出的精液为 2~6 毫升，里面含有的精子数为 1.2 亿~6 亿个。精子会在输卵管外侧的 1/3 处与卵子相遇。

受精卵形成：一个强壮的精子能"拔得头筹"，其头颈部会向卵子的中心方向移动，慢慢接近卵子的细胞核，融合为"受精卵"。

受精卵着床：受精卵依靠着输卵管的蠕动和输卵管内部的细纤毛摆动，在 4~5 天后到达子宫腔内着床。

形成胚胎：受精卵在运行过程中和着床后，细胞不断分裂、变化，即 1 个变 2 个，2 个变 4 个，4 个变 8 个……最后就形成了胚胎。与此同时，子宫黏膜也做好了一切准备，有疏松的温床和丰富的养料，准备迎接未来的胎宝宝。

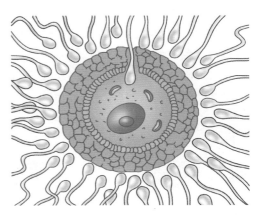

在千军万马中，一般只有一个强壮的精子才能与卵子结合成受精卵。

第7周 生男生女的秘密

宝宝的性别是每个爸爸妈妈特别关心的事情之一。那么生男生女应该由谁决定呢？有什么科学依据呢？

生男生女的秘密

在精子和卵子不期而遇结合为受精卵的那一瞬间，宝宝的性别就已经被决定了，起关键作用的是性染色体。在人类的生殖细胞中，有23对染色体，其中22对为常染色体，1对为性染色体，女性为XX，男性为XY。受精时精卵的结合是随机的，机会均等，亦即生男生女概率各占一半。受精时，若含X性染色体的精子与卵子结合，受精卵为XX型，发育为女宝宝；若含Y性染色体的精子与卵子结合，受精卵为XY型，发育成男宝宝，因此，胎宝宝的性别完全由男性的精子决定。

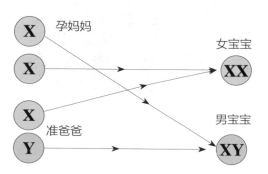

不能迷信生男生女偏方

生男生女历来为人们所关注，很多人都希望能按照自己的意愿生出男孩或女孩。从古至今，民间也流传着各种各样的"偏方""秘诀"，声称可以生男生女。

比如民间流传的"酸儿辣女"的说法就是不科学的。据专家指出，孕期胎盘分泌出的激素会对食欲有一定的影响，以致孕妈妈胃口不好。酸辣食物能刺激味觉，具有开胃的作用，而对生男生女没有丝毫影响。

因此，想要人为地改变胎宝宝的性别是不可能实现的，更是没有必要的。迷信各种偏方的后果，很可能给孕妈妈和胎宝宝带来伤害，不如心平气和地服从自然规律。

妇产科小词典

哪些人生孩子要选择性别

为了保护人口质量，阻断某些对人口素质影响较大的遗传病，控制性别是一项有效的措施。因为有些遗传病与性别有很大关系，称为伴性遗传病。目前的医疗手段尚无法对遗传病进行治疗。通过预见胎儿性别进行控制，可以避免抚养有缺陷后代的风险，消除家庭和社会的经济、精神负担，提高国民素质。但不可以滥用此法，以免造成性别失衡。

奇妙的遗传世界 第 8 周

当宝宝降生后，宝宝长得像谁恐怕成为了周围人最为关注的话题。甚至有父母不解：怎么孩子没有继承妈妈的大眼睛、双眼皮呢？如此等等。其实，这主要归结为遗传的概率。另外，宝宝的血型又是如何遗传的呢？有没有什么规律可循？

宝宝长得更像谁

接近 100% 的"绝对"遗传	肤色	肤色在遗传时往往不偏不倚，总遵循"相乘后再平均"的自然法则，给孩子打着父母"综合色"的烙印。比如，父母皮肤都比较黑，绝对不会有白嫩肌肤的子女；如果一方白、一方黑，那么，会"平均"后给子女一个"中性"。
	下颏	下颏形状属于明显的显性遗传。如果父母有一方的下巴是突出的，子女很可能具备这种外貌特征。
	眼睛	父母的眼睛形状对孩子的影响显而易见。只要父母双方有一个人是大眼睛，生大眼睛孩子的可能就会大一些。父亲的双眼皮几乎 100% 会遗传给子女。另外，长睫毛、眼球颜色都是五官遗传时从父母那里得到的特征性遗传。
50% 以上概率的遗传	肥胖	如果父母双方都肥胖，其子女有 53% 的概率成为胖子；如果只有一方肥胖，子女成为胖子的概率会下降到 40%。
	秃顶	对男宝宝是显性遗传，对女宝宝是隐性遗传。如果爸爸是秃顶，外祖父也是秃顶，男宝宝秃顶的发生率大概是 100%；爸爸不是，外祖父秃顶，男宝宝有 25% 的可能；爸爸、外祖父都不是，宝宝秃顶可能性几乎为 0。
	鼻子	一般来讲，鼻子大、高而鼻孔宽的人呈显性遗传。父母双方中有一人是挺直的鼻梁，遗传给孩子的可能性就很大。
	耳朵	耳朵形状是遗传的。父母双方只要一个人有大耳朵，那么孩子就极有可能有双大耳朵。

（续表）

50% 以上概率的遗传	智力	人的智力取决于遗传、环境两方面的因素。遗传决定 60%，环境则决定了另外 40%。在智力遗传中，不仅包括智商，还包括情商。
	酗酒	酒鬼的孩子可能天生就喜欢酒精。最近的研究显示，嗜酒有大约 50% 的原因和遗传基因有关，而环境因素只对酒鬼施加一半的影响。
	青春痘	很多男孩长青春痘，他们的家庭往往也有青春痘生长史。同样，父母双方若患过青春痘，子女们的患病率将比无家庭史者高出 20 倍。
	身高	一般来讲，子女身高中的 35% 来自父亲的遗传，35% 来自母亲的遗传，其余 30% 来自后天环境的影响。所以，若父母中有一方个子较矮，子女也往往会偏矮。
有遗传但概率不高	少白头	这是概率比较低的隐性遗传。所以，不用过分担心父母的少白头会在子女的头上"如法炮制"。
	凌弱	当孩子在操场上打架而被"请进"校长办公室时，千万别忘了向父母抱怨一番。科学家在人体内发现了一种可以增进好斗性的基因。其中，男孩子的攻击性行为更有可能是从家庭中遗传而来的。
	乳腺癌	大部分乳腺癌发病原因仍是个谜，然而研究人员却已发现一些特定基因变异可导致癌症。有些妇女可能在生命早期染上乳腺癌，且两只乳房均会出现癌变。
	心脏病	如果某人患有先天性心脏缺陷疾病，他的后代的心脏出现先天性缺陷的可能性也会稍微偏高。
遗传但后天可改善	寿命	如果你的家族中有长寿的先例，那么你的孩子长寿的可能性是很大的。不过，寿命也受环境因素的影响，如饮食习惯、生活环境、工作环境等，也在不同程度上左右着人的寿命。
	声音	一般来说，男孩的声音大小和高低像父亲，而女孩则像母亲。但是，这种由父母遗传的音质如果不悦耳，多数可以通过后天的发音训练得到改善。
	萝卜腿	酷似父母的那双堆积脂肪的腿，完全可以通过健美运动而塑造成修长、健壮的腿。但是，如果因遗传而显得过长或过短的话，就无法再改变，只能任其自然发展。

血型遗传

血型是有遗传规律的，父母的血型是可以遗传给子女的，这也是我们习惯将亲情关系称为"血缘关系"的原因。人类的血型系统中最常见的是"ABO 血型系统"和"Rh 血型系统"。

· ABO 血型

ABO 血型按照人类血液中的抗原、抗体所组成的血型的不同而分为 A 型、B 型、AB 型、O 型，其中 O 型血比较常见，被誉为"万能捐血者"，AB 型是"万能受血者"。

ABO 血型系统遗传规律表

父母血型	O+O	O+A	O+B	O+AB	A+A	A+B	A+AB	B+B	B+AB	AB+AB
子女血型	O	A、O	B、O	A、B	A、O	AB、A、B、O	A、B、AB	B、O	A、B、AB	A、B、AB
子女不可能的血型	A、B、AB	B、AB	A、AB	O、AB	B、AB	都有可能	O	A、AB	O	O

看来爸妈都是 O 型最省事，宝宝都不需要查血型了；如果一个 A、一个 B，组合有点多啊！

· Rh 血型

恒河因子 Rh 是恒河猴（Rhesus Macacus）外文名称的头两个字母，是血液中另一主要特点，也被读作 Rh 抗原、Rh 因子。兰德斯坦纳等科学家在 1940 年做动物实验时，发现恒河猴和多数人体内的红细胞上存在 Rh 血型的抗原物质，故而命名。Rh 是由第一对染色体上一对有两个等位的基因所控制。Rh+，称作"Rh 显性"，表示人体红细胞有"Rh 因子"；Rh-，称作"Rh 阴性"，表示人体红细胞没有"Rh 因子"。

ABO 血型中配合 Rh 因子是非常重要的，错配（Rh+ 的血捐给 Rh- 的人）会导致溶血。不过 Rh+ 的人接受 Rh- 的血是没有任何问题的。

Rh 血型系统遗传规律表

父母 Rh 血型	Rh+、Rh+	Rh+、Rh-	Rh-、Rh-
子女血型	Rh+	Rh+	Rh-
子女不可能的血型	—	—	Rh+

第 9 周　需调理后才能怀孕的女性

备孕夫妻必须特别注意，出于对宝宝的健康考虑，有些人群是不宜马上怀孕的，需要根据疾病情况确定怀孕时间。

患有 7 类疾病的女性

结核病	如果孕妈妈有结核病，容易发生不育、流产、早产，还有将该病传染给胎宝宝的危险，此时怀孕也会威胁孕妈妈的身体健康。
心脏病	如女性患有心脏病，在妊娠期间，心脏负担会过重，很容易引起心功能不全，甚至出现心衰，造成流产、早产等。
糖尿病	患糖尿病的女性容易并发妊娠高血压、羊水过多或流产、早产、胎死宫内等，此时怀孕会提高难产概率或生出巨大儿、畸形儿等。
肝脏病	孕妈妈若患有肝脏疾病，妊娠期肝功能会更加异常。
高血压	高血压患者如怀孕，容易成为重症——合并子痫前期。要在系统治疗、血压指数正常或接近正常、听取医生意见后再考虑怀孕。
肾脏病	患肾脏病的女性，肾功能正常时可以怀孕，当然，妊娠时会有蛋白尿增多的现象，容易并发妊娠高血压病，加重肾脏负担。
遗传病	患有克氏征、特纳氏综合征等遗传疾病。

新婚的女性

刚结婚的夫妻在操办喜事期间，耗费了大量的体力和精力。如是旅行结婚，长途跋涉，休息不好，饮食不习惯，人也容易感到疲劳，且旅行时也较难保持清洁卫生。另外，在新婚期间，亲朋相聚，与烟、酒接触较多，对优生不利。因此，新婚最好暂时避孕。婚后 1~2 年，最少 3 个月后，再选择有利时机受孕。

此外，有的女性身体患有疾病，需要长期服用某种药物，如激素、抗生素、止吐药、抗癫痫药、抗精神病药物等，这些药物会不同程度地对生殖细胞产生一定影响。

备孕夫妻如何生育一个优质宝宝呢？怀孕有最佳年龄段吗？怀孕讲究最佳季节吗？一天中何时适宜受孕呢？

在适龄期间怀孕

· 女性的最佳年龄

女性在 24～29 岁是生育的最佳年龄段。因为此时女性身体已完全发育成熟，卵子质量最高，生育能力处于最佳状态，而且此阶段女性的产道弹性和子宫收缩力最大，可大大降低流产、早产、死胎及畸形儿的发生。

不同年龄段女性生育的优势和劣势之比较

生育年龄段（岁）	生育优势	生育劣势
24～29	流产、早产、难产、畸形儿的发生概率低；精力充沛，有能力照顾宝宝；重返职场压力不大。	物质基础薄弱，经济压力大；可能由于工龄太短，无法享受产后福利。
30～39	夫妻关系稳定，在抚育宝宝问题上容易达成一致；职场上取得一定成就，能享受到完全的产后福利；经济基础较为牢固，能支付起较高的养育费用。	35 岁以后的高龄孕妇，畸形儿发生的概率增高，早产的发生率较高，容易产生糖尿病、高血压等并发症；35 岁以后生育能力急剧下降，容易流产。
40 以上	此年龄段的女性在社会上打拼已久，且多半已有生育经验，照顾孩子得心应手；有一定的经济基础，夫妻关系更融洽；职场基础牢固，不认为孩子是事业的绊脚石。	畸形儿发生率更高；流产概率高达 13%～15%；基因缺陷概率攀升；年龄较大，和孩子交流起来备感困难。

·男性的最佳年龄

男性的最佳生育年龄与女性有一定的区别，男性精子质量在 30 岁时达到高峰，并在此后 5 年持续高质量，因此可以说年龄在 25~35 岁的男人所生育的后代是最优秀的。超过 40 岁，后代畸形发生率有增高趋势。

有最佳受孕季节吗

其实没有绝对的最佳受孕季节，什么季节受孕都很好，最重要的是夫妻双方保持愉悦的心情，相信科学，掌握基本的生理知识和必要的应用技巧，怀上一个健康、聪明的宝宝是不成问题的。

禁欲多长时间再同房有助于优生

研究发现，禁欲 24 小时就能使精子储备迅速恢复。但生殖能力有问题的男性有必要在计划受孕日前禁欲 3~5 天，届时再采取隔日同房 1 次的办法，这样比每天 1 次更能增加女方受孕的机会。但如果精子活力较差，每天同房 1 次可能更有助于提高精子的活力。

性生活要适量、有度

夫妻双方进行性生活时，从双方性兴奋开始到射精结束，持续时间以 5~15 分钟为宜。当然，每一对夫妻过性生活的具体情况和环境不同，其性生活持续的时间也不一样。

但是，性生活的时间并不是越长越好。如果性生活时间过长，女性容易发生泌尿系统感染，男性比较容易罹患前列腺炎等病。

如果从性兴奋开始到同房结束的时间过短，女方尚未达到性高潮，男方就已经结束射精，那么，这样短促的性生活通常会引起女方的不满足感，从而影响夫妻的性和谐。所以，性生活持续时间也不要太短。

因此，为了夫妻双方的身体健康和性生活的和谐，每次性生活的时间最好以双方都感到满足为最佳，不可过长或过短。把握好性生活的度，对于优生非常重要。

备孕妻子在怀孕前总会有一些担忧的问题，早点了解这些问题，既能消除备孕忧虑，又能及时预防。

子宫后倾

在医学上，凡子宫纵轴不变，整个子宫往阴道的后方倾倒者称为"子宫后倾"，临床上比较常见；子宫后倒与子宫颈交界处形成一个锐角者，则称为"子宫后倾后屈"，临床上较少见。

在正常情况下，子宫位于骨盆中央处于前倾位，整个子宫颈与子宫好像一杆秤，支点在子宫颈，如子宫部在前倾位，子宫颈向下向后。夫妻同房后，精液积聚在阴道后穹窿，向下的子宫颈浸泡在精液内，有利于精子向子宫腔内移动，易于怀孕。反之，当子宫位置后倾后屈位时，则子宫颈呈上翘状态，性生活时女方采取仰卧，因此子宫颈距离精液比较远，不容易浸泡在精液中，从而影响怀孕。

• 预防与治疗措施

1. 注意经期卫生和外阴卫生。
2. 婚前婚后不要频繁人工流产。
3. 每天早晨解便后进行"胸膝卧位法"。双膝稍分开（与肩同宽），胸部贴在床上，头歪向一侧，大腿与小腿呈90°直角，双手下垂于身体两旁或放在头两侧，形成臀高头低位。每次15~20分钟，持续2~3个月。
4. 用短把扫帚扫地，腿要直，只弯腰，每日扫地1~2次，每次15~20分钟。子宫正位后，仍要坚持扫地半月以巩固疗效。
5. 睡觉时，取侧卧或俯卧位，少取仰卧位。
6. 若兼服下药更好：杜仲9克，续断9克，菟丝子9克，党参9克，黄芪9克，巴戟肉9克，水煎服。

• 特殊性交体位

子宫后倾的备孕妈妈要加大受孕机会，可以使用特殊的性交体位，如备孕妈妈跪下或俯卧后用枕头、被子垫高下体，备孕爸爸使用从后面进入的做爱方式。做爱结束后备孕妻子仰卧，垫高臀部平卧30分钟左右，以利于卵子和精子顺利结合。

妇产科小词典

体外射精避孕不靠谱

男性在性兴奋时或是排精之前，可能会有精液流出，其中可能含有少量精子，会导致怀孕。

胎停育

受精卵就像一颗种子，要经历一系列复杂而奇妙的过程才会最终成长为一个健康的宝宝。如果在最初阶段受精卵就没有发好芽，那么它很可能就会停止健康生长，就像种子藏在大地里，再也不发芽了，这种发生在孕早期的胚胎发育异常现象称为"胎停育"。

胎停育原因的分析及预防

原因	分析	预防办法
染色体异常	无论是精子还是卵子，只要携带基因遗传物质的染色体发生了异常，那么即使是形成了受精卵，胚胎也不会正常发育。	如果家族内有遗传病史，应在怀孕前先进行医学诊断和孕前体检。
接触了有害物质	有害物质包括有毒的化学物质、劣质的装修材料等。	如果从事的工作会接触到大量化学药剂及有害物质，应该在怀孕前提前申请调换到一些相对安全的岗位。如果居家、办公室刚刚装修过，最好通风3个月再搬进去，如果做不到这一点，也应该多在室内放置一些绿色植物。不要马上怀孕，孕前应该进行详细的身体检查。
受到放射线或大量电磁辐射的照射	备孕期间在不知情的情况下照射了X射线等，接受了大量的放射线照射。	如果在准备怀孕的过程中需要拍摄X线片，一定要过一段时间再怀孕。微波炉在运转的过程中，一定要在距离1米以外的地方。手机最好能够使用耳机，不用的时候尽量放在离身体比较远的地方。
服用了影响胚胎发育的药物	一些早孕反应跟感冒的症状很相似，而且月经周期也不十分规律，因此，很多人在不知自己怀孕的情况下，误服了感冒药。另外，还有一些慢性病患者，在长期服用药物的同时，并没有做好怀孕的准备就意外受孕。	孕前切忌擅自用药。如果确实觉得自己感冒了，又担心药物会对胚胎有不良的影响，不妨先买包试纸确认一下是否怀孕，然后再到医院请医生针对自己的病情开出药物，并且跟医生沟通好，自己正在准备怀孕当中，请他选择毒性小、疗效好的药物。还要严格按照医嘱服用药物，不要擅自更换、缩短或延长服药的时间。

（续表）

原因	分析	预防办法
吸烟或酗酒	很多国家在吸烟和酗酒对于胎宝宝生长发育方面的影响已经有了很明确的结论。吸烟和酗酒不仅会影响女性的生殖能力，也会对精子的质量产生影响。	在准备怀孕期间，无论是丈夫还是妻子都应该有计划地戒烟戒酒，或者尽量做到减少吸烟和饮酒的量。
感染了病毒	感染了风疹、巨细胞病毒等，虽然并没有特别明显的症状，对孕妈妈的身体也没有什么特别的影响，但对于胎宝宝有可能是致命的。	应该在孕前注射风疹疫苗。准备怀孕3个月内尽量不要到人群密集的公共场合。并且适当地进行运动，保证饮食均衡，增强抵抗力。
患有慢性疾病	患有严重的糖尿病、高血压、心脏病、病毒性肝炎等慢性疾病。	患有这些严重慢性疾病的女性应该在病情稳定的情况下再考虑怀孕。应该遵照医嘱停服药物或换成对怀孕安全的药物，过一段时间后再受孕。
母体免疫系统异常	在备孕者体内针对胚胎产生抗体，阻止了胚胎的发育。	养成良好的生活习惯，注意锻炼身体，增强免疫力。在下一次怀孕前也可以接受中医的治疗，调理身体，会有一定的效果。
胚胎发育环境异常	例如母亲的子宫黏膜贫瘠、激素含量不足、子宫肌瘤或宫腔粘连。	孕前必须进行身体检查，在医生的指导下认真调理身体后再怀孕。

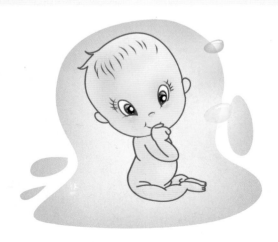

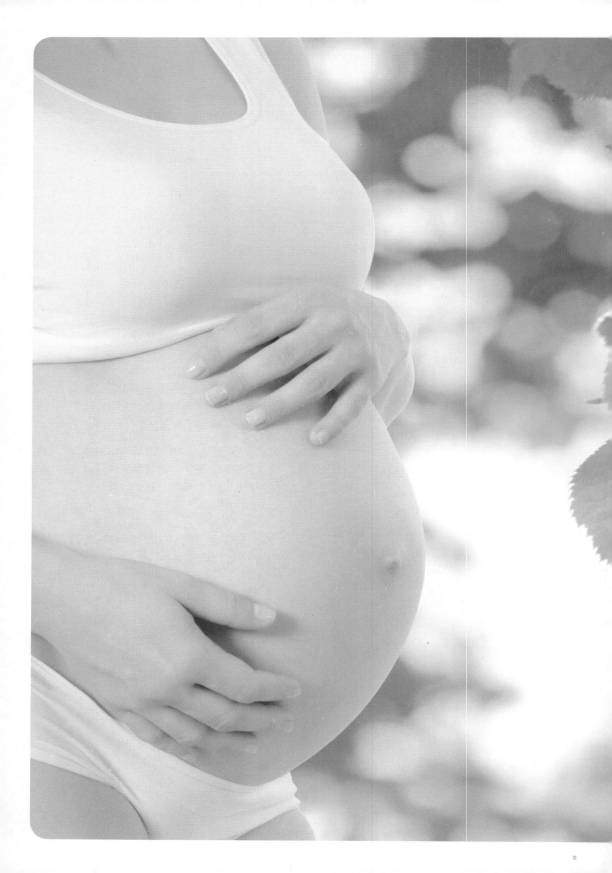

怀孕 40 周

幸孕旅程开始了

孕1月

1~4周 天使降临了

胎宝宝的生长发育

第1~2周
精卵还是单身贵族

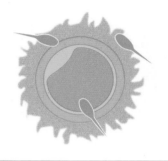

在第1周，精子和卵子的状态分别存在于夫妻各自的身体内。在第2周，有1个卵子从妻子的卵巢内"力挫群雄"脱颖而出，率先成熟了，它迈着缓慢稳重的步伐迎接着属于自己的另一半。

第3周
精卵擦出火花

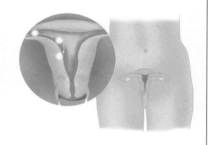

精子、卵子在输卵管相遇并完成受精；受精卵从输卵管移动到子宫内，开始进行细胞分裂，此时是真正意义上怀孕的开始；在子宫里生长的受精卵虽然体积很小，但保持着飞快的增殖和成长速度。

第4周
受精卵顺利着床

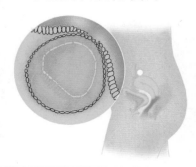

受精卵分裂成两部分，一部分形成胎盘，另一部分形成胚胎。进行B超检查时可以观察到胚胎生存的初期场所——胎囊。胚胎身长为0.4~0.7厘米，体重约1克，相当于一粒黄豆大小。血液循环建立，胎盘雏形形成，胎膜形成。

孕妈妈身体变化	本周注意事项	产检项目
按照 280 天计算，备孕者的末次月经是孕期的开始，此时备孕者正值经期。	仔细检查自己的生活环境和工作环境，避开影响健康怀孕的危险因素，如辐射、噪声污染及农药和有害化学物质等；保证按饮食规则，充分摄取各种营养，多吃新鲜水果，多摄入维生素 C，提高孕妇的机体抵抗力。	一般的体检；半年内的用药记录、产科就诊的一般记录、家族病史；血液检查：血红蛋白，血细胞比容（血细胞占全血容积的百分比），血型检验，风疹、乙肝筛查（还有艾滋病、性病等选择性检查项目）；阴道疾病检查；子宫颈抹片检查；体重及血压检查；验尿（检查尿蛋白等）；确认是否真的怀孕。
阴道的分泌物增多，也会有轻微的疼痛感；由于还没有经过一个月经周期，可能还没有发现自己已经怀孕了。	记得及时补充叶酸，在怀孕早期摄入足够的叶酸能预防贫血病，降低神经管畸形儿的出生率；多吃绿色蔬菜和水果，并保证每天喝 8 杯以上的水。	（以上检查仅供参考，具体产检以医院及医生建议为准）
备孕者可能会有一些轻微的不舒服。有类似轻微尿路感染的症状，有些尿频，并有尿排不尽的感觉。乳房胀痛，小腹会有些不适或疼痛，阴道分泌物看起来好像有淡淡的血丝。	当身体出现不适时，要想到是否怀孕了。当单位组织去体检时，不要去接受对胎宝宝有害的检查。锻炼时动作幅度不要太大。不要轻易服用药物。专心等待受精卵着床。	

孕妈妈第1~2周日常保健

找准排卵日的方法

• 基础体温测量法

基础体温测量法是根据女性在月经周期中基础体温呈周期性变化的规律来推测排卵期的方法。一般情况下，排卵前，基础体温在36.6℃以下，排卵后，基础体温上升0.3~0.5℃，持续14天，从排卵前3天到排卵后3天这段时间是容易受孕期，可作为受孕计划的参考。

测量体温的注意事项

1. 用来测量基础体温的体温计，刻度最好能精确到0.05℃，精确到0.1℃也可。

2. 晚上睡觉前把体温计的刻度甩到35℃以下，放置在床边容易拿取、夜里翻身也不会碰到的地方，体温计周围不能有热源。

3. 第二天醒来时不要翻身、伸懒腰、上厕所，把温度计放入口中静卧5分钟后，取出来记录温度。

4. 经常倒班、上夜班、不能睡整夜觉的女性，可以将在一次睡眠满6个小时后醒来时测量的体温数值作为基础体温。

5. 最好从月经来潮第一天开始，坚持每天按时测量体温。

记录基础体温

1. 用体温计测量体温，然后在表格内相应位置上画圆点"·"标记，把各小圆点用线段连接起来，即成为基础体温曲线。记录时间从月经第一天起到下次月经开始的前一天。

2. 月经期间要注意观察并记录月经量：经量适中、正常时，用1个叉号"×"标记；经量较多时，记"××"；经量特别少时，用顿号"、"标记。

3. 同房时，在体温圆点外加一圆圈，标记为"⊙"。另外，如果能达到性高潮，在⊙上方加上"↑"；有性兴奋但达不到高潮时，在⊙上加"—"标记；如果性感冷淡，则在⊙下方加"↓"标记。

4. 在接近排卵期时，要特别留意阴道分泌物的情况，量多如流清涕、透明、拉丝长大于5厘米时，用3个加号"＋＋＋"在"备注"栏内相应位置做标记；拉丝长3~5厘米时，标记"＋＋"；量不多且浑浊，拉丝长小于3厘米时，用"＋"标记。

5. 有失眠、感冒、腹痛、阴道出血等特殊情况时，在"备注"栏内加以说明。

6. 接受检查、治疗或服药时，宜在"备注"栏内相应位置处做记录，在小方格中加"↑"表示开始，加"↓"表示结束。

有排卵的基础体温示意图

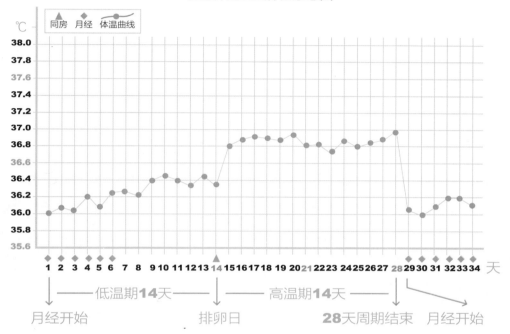

• **日程表法**

大部分育龄女性的排卵时间在下次月经前 12~16 天（平均 14 天）。推测排卵日可以从下一次月经的大概日期向前推 14 天。这种方法比较简单，但误差较大。因此，我们推荐使用它的改良方法：

计算公式

易孕期第 1 天 = 最短一次月经周期天数 − 18 天。

易孕期最后 1 天 = 最长一次月经周期天数 − 11 天。

在用这两个公式计算之前，需要你连续 3 次观察、记录自己的月经周期，掌握月经周期的最长天数和最短天数，代入以上公式得出的数字分别表示"易孕期"的开始和结束时间。

月经周期的计算是从此次月经来潮的第 1 天到下次月经来潮的第 1 天。

例如，某育龄女性前 3 个月的月经周期最长为 30 天，最短为 28 天，代入公式为：

易孕期第 1 天：28 天 – 18 天 =10 天

易孕期最后 1 天：30 天 – 11 天 =19 天

说明这位女性的易孕期开始于本次月经来潮的第 10 天，结束于本次月经来潮的第 19 天。

如果通过观察发现，你的月经很规律，为 28 天 1 次，那么，你可将月经周期的最长天数和最短天数都定为 28 天，计算出你的易孕期为本次月经来潮的第 10～17 天。

找出易孕期后，如果想怀孕，可以从易孕期第 1 天开始，隔日同房 1 次，连续数月，就极有可能怀孕。

• 排卵试纸测量法

锁定易孕期

掌握自己的月经周期，用最短的月经周期减 18，最长的月经周期减 11 就可以得出答案，例如你的月经周期是 30～32 天，用 30 – 18=12，32 – 11=21，那么，易孕期就是 12～21 天，在这期间使用排卵试纸进行测试即可。考虑到精子和卵子的存活时间，一般将排卵日的前 3 天和后 3 天，连同排卵日在内共 7 天称为排卵期。在排卵期内同房容易受孕，所以，排卵期又称为易受孕期。在预计排卵前的 3 天内和排卵发生后的 3 天内同房最容易怀孕。

使用方法

用洁净、干燥的容器收集尿液。收集尿液的最佳时间为上午 10 点至晚上 8 点。尽量采用每天同一时刻的尿样。将测试纸有箭头标志线的一端浸入尿液中，约 3 秒钟后取出，平放 10～20 分钟，观察结果。液面不可超过 MAX 线。

结果判定

阳性：在检测区（T）及控制区（C）各出现一条色带。T 线与 C 线同样深，预测 48 小时内排卵，T 线深于 C 线，预测 12～24 小时内排卵。

阴性：仅在控制区（C）出现一条色带，表明未出现黄体生成激素高峰或峰值已过。

无效：在控制区（C）未出现色带，表明检测失败或检测条无效。

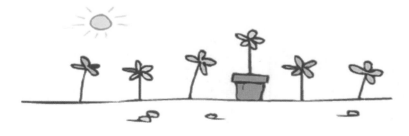

如何提高受孕概率

第 1~2 周 问题聚焦

精子提前进入女性生殖道能提高受孕概率

卵子在被排出卵巢后，只有 12~24 小时的寿命。精子的活力持续时间在一定程度上受女性生殖道内环境的影响。射精后，滞留在阴道里的精子 8 小时左右就会死亡，如果精液进入宫颈内，而宫颈管内黏液的性状和酸碱度还比较适宜，精子就能存活 2 天，所以，最长受孕时间为 4 天。

因此，主张让精子提前 1~2 天进入女性生殖道，去等候卵子，这样能提高受孕概率。

夫妻双方共享性高潮更易受孕

夫妻双方处于最佳状态，即男女双方的体力和性欲都处在最高潮时，是最佳的受孕时机，有利于优生。

在性和谐中射精，精子的活力旺盛，精液中的营养物质和能量充足，能促使精子及早与卵子结合。女性处于性高潮时，卵子生命力强，体内激素分泌旺盛。这时，宫腔内形成一种负压，对精液有类似于抽吸的作用，能缩短精子的游动路程。

此外，女性在达到性兴奋时，阴道酸碱度会发生变化，随着分泌的"爱液"增多，pH 值升高，便于精子向女性子宫内游动。

最佳受孕体位

很多研究发现，同房体位和受孕是有关系的。好的同房体位，更容易达到受精的目的。

最佳受孕体位有两种：

屈膝体位

女性弯曲双腿，把双脚放在男性肩上，这样能使阴道大为露出，阴道的距离也可缩短，使阴茎更加深入。同时，由于后阴道腔的位置较低，能贮藏射出的精液，不致倒流出来。

此外，女性还可以拿一个小枕头稍微垫高臀部并长时间平躺，这样有助于精子游向子宫颈口，增加了精卵接触的机会。男方射精后，最好等阴茎变软后再抽出。

胸膝位

女性跪着，放低胸部，并抬高臀部，这种体位阴茎固然无法深入，但阴道腔的位置降低，能储存精液。采用这种体位时，女方最好在丈夫射精后平躺 30 分钟，这样能使精子进入子宫更顺畅。

第3周　精卵擦出火花

孕妈妈第3周日常保健

孕妈妈必须知道的服药安全期

怀孕后，孕妈妈就开始肩负起两个人的健康重任，吃喝休息都要格外小心，服药更要重视起来。怀孕期间的用药安全，除了考虑到药物安全性的分级外，还应注意服用药物的时间点。

·安全期——孕3周以内

这个时候服药不用担心宝宝畸形的问题。如果没有明显的流产征兆，一般药物不会对宝宝产生影响，可以继续妊娠。

·高度敏感期——孕3~8周

这时候的宝宝对药物的影响较为敏感，致畸药物会产生致畸作用，但不一定引起自然流产。此时，就要根据药物不良反应的大小和有关症状来加以判断。如果有阴道出血，不要盲目保胎。

·中度敏感期——孕8周到孕5个月

这个阶段，宝宝对药物的不良反应仍然比较敏感，但多数不会引起流产，而致畸程度难以预测。此时，是否中止妊娠可以考虑药物不良反应的大小、不良反应的程度等因素，全面考虑后再做决定。

·低度敏感期——孕5个月以上

这时，宝宝的各脏器已经基本发育，对药物的敏感性有所下降，用药后一般不会出现明显畸形，但会出现程度不一的发育异常或局部性损害。

第 3 周问题聚焦　预防胎儿神经管畸形

　　妊娠早期是胎儿神经器官发育的关键期，孕妈妈补充叶酸可以有效地防止贫血、早产，预防胎儿神经管畸形。除了遵照医嘱口服叶酸片来保证每日所需的叶酸之外，孕妈妈还可以多吃些富含叶酸的食物，如面包、面条、白米和面粉等谷类食物，以及动物肝、菠菜、龙须菜、芦笋、豆类及苹果、柑橘、橙子等。一般来说，孕妈妈应从备孕前3个月就开始补充叶酸，并持续整个孕期。

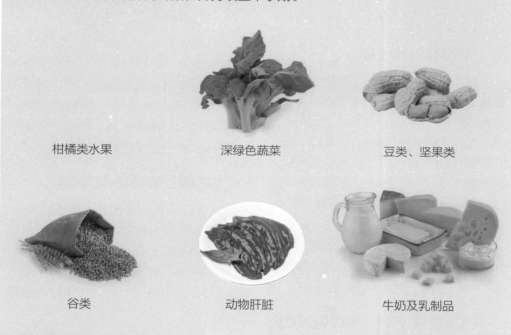

柑橘类水果　　　　深绿色蔬菜　　　　豆类、坚果类

谷类　　　　动物肝脏　　　　牛奶及乳制品

哺乳期也需要补叶酸

　　孕妈妈们不只在孕期需要注意补充叶酸，哺乳期每天也要达到550微克才能满足需要。乳汁中的叶酸含量不足，会影响宝宝的大脑发育。食补很难满足这个量，应服用叶酸补充剂，一直持续到哺乳期结束。

第4周 受精卵顺利安家

孕妈妈第4周日常保健

受精卵的着床

• 受精卵着床过程

精子与卵子相遇后，形成受精卵。受精卵不断分裂细胞，并渐渐地向子宫方向移动，经过4~5天到达子宫腔，形成一个实心的细胞团——桑椹胚，这时的受精卵叫作"胚泡"。大约2天后，胚泡黏附于子宫黏膜上，准备着床。经过4~5天，胚泡钻入并埋于子宫黏膜里，受精卵成功"着陆"。

受精卵着床前与母体毫无联系，因此用验孕纸无法测出怀孕。大约排卵后的15天左右才可用验孕纸测出早孕。

• 受精卵着床时，孕妈妈知道吗

一般情况下，受精卵着床时不会有特别的感觉。如果你的神经足够敏感，可能会察觉到身体的微妙变化，如基础体温骤降骤升、小腹胀痛、乳房胀痛、阴道少量出血等，但这都属于个别现象。如果你没有出现上述情况，也不要担心，只要你的生殖系统健康，各项功能正常，受精卵一般都能顺利着床。

• 受精卵也会"安错家"

受精卵只有在子宫内膜上着床才能发育成胎儿。如果受精卵没有在子宫内膜停留，而是在其他地方（如输卵管）停下来并发育，就会造成宫外孕。因此，为了排除宫外孕的可能，在确定怀孕后必须马上到医院做检查。

• 影响受精卵着床的因素

不是所有的受精卵都能够顺利着床，当受精卵本身有缺陷或卵巢黄体功能不全（如孕酮分泌不足、子宫内膜异常）或子宫异常（如子宫发育不良、子宫内膜息肉、宫颈粘连）时，受精卵便很难着床。

妇产科小词典

停经后6~8周，如果你的下腹出现剧烈的疼痛，并伴有不规则的阴道出血，应该引起重视，及时就医，因为这很可能是受精卵着错床引发的宫外孕。

第 4 周 问题聚焦 验孕与计算预产期

学会验孕

1. 验孕纸法

验孕纸是通过检测尿液中的 HCG 值（人绒毛膜促性腺激素）来判断妊娠的。在同房后的 14 天左右，能通过你的尿液检验出是否怀孕。这种方法简单快捷，准确率可以达到 99%。

操作方法：用干净的容器收集尿液，最好是早晨第一次尿液。将验孕纸标有箭头的一端浸入装有尿液的容器中，3~5 秒后取出平放，在 30 秒~5 分钟内观察结果。

结果 A：只显示一条红线，是阴性，说明没有怀孕。

结果 B：显示一深一浅两条红线，表示可能怀孕或刚怀孕不久，需要隔天用晨尿再测一次。

结果 C：显示明显的两条红线，是阳性，说明已经怀孕了。

2. 基础体温法

观察你所绘制的基础体温测量表，如果发现高温现象持续 18 天以上，则提示可能怀孕。

3. B 超诊断法

在超声波屏上能看到子宫内有圆形的光环，这就是妊娠环，环内的暗区为羊水，其中还可能见到有节律的原始心管搏动。

计算预产期

1. 按最后月经

预产期月份：最后月经月份 +9（或 -3）

预产期日期：最后月经第一天日期 +7

例如，最后月经日期是 2013 年 5 月 15 日，预产期就应该是 2014 年 2 月 22 日。

2. 按引起妊娠的性交日期

从性交日期算起第 266 天，即为分娩的预产期。

3. 按初觉胎动的日期

月经不准的人，上面的方法并不可靠，就以母体第一次感到胎动的日子加 22 周（第一次分娩的产妇），或加 24 周（已有分娩经历的产妇）。第一次怀孕的准妈妈一般在 18 周后会感到胎动，已有分娩经历的产妇则在 16 周就能感受到胎动了。实际上，推算出的预产期并不是真正的具体分娩日期，在预产期的前三周或后两周分娩都算足月分娩。

4. 根据 B 超检测推算出预产期

从 B 超测出的胎儿大小来估算出末次月经第一天的日期，再推算预产期。

如果能够通过基础体温表确定自己的排卵日，那么从排卵日向后推算 264~268 天，就是预产期。

孕1月 准爸爸要做的事儿

当孕妈妈坚强的后盾

孕妈妈的心理很脆弱，依赖性会增强，心里会对准爸爸有很多希望。准爸爸要尽力满足孕妈妈十月怀胎的情感需要，让孕妈妈保持安定平稳的情绪。准爸爸要意识到，你做的每一件事及每一次努力，胎宝宝都能感受到。你的一言一行和情感状态，都会影响到孕妈妈和胎宝宝。有时孕妈妈的情绪会变得让人难以忍受，但准爸爸要尽量理解、包容妻子，适当开导、安慰，随时说几句贴心话，如"怀孕让你变得更可爱了"等，努力成为调节孕妈妈不良情绪的一剂良方。在和孕妈妈意见不一致时，要注意控制情绪，不要让孕妈妈激动，尽量减少和孕妈妈争执。

• 帮孕妈妈调节情绪

准爸爸要用幽默诙谐的语言，调节孕妈妈紧张消极的情绪，如"你总是愁眉苦脸、闷闷不乐，会影响到肚子中的胎宝宝"等。将室内环境布置得更为美观，放几张漂亮宝宝的画像，或摆放几盆花卉盆景，增加点大自然的气息，以陶冶情操、缓和情绪。

准爸爸应鼓励孕妈妈适当参加锻炼，可在不影响胎宝宝的同时做孕妇瑜伽。

• 多陪伴孕妈妈

准爸爸要减少和朋友的聚会，多陪伴孕妈妈。下班早点回家，陪妻子吃晚饭，跟胎宝宝说说话，感受一家三口的其乐融融。尤其是到了孕后期，孕妈妈活动越来越不方便，交际的机会也比较少了，也许这会让孕妈妈产生孤独感。准爸爸千万不要冷落了妻子。多陪伴妻子，与她谈谈心，商量一下关于分娩的一些事情。例如选择哪种分娩方式，在哪家医院进行分娩等，这些都是萦绕在孕妈妈心中容易造成困扰的问题，两个人应该一起面对。不少孕妈妈担心自己和胎宝宝遇到各种不测，害怕分娩，这时候准爸爸和孕妈妈要一起学习分娩知识，对各种异常情况的预防和处理也要有所了解，这样能帮助缓解孕妈妈的紧张情绪。

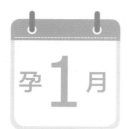

孕1月 营养膳食

孕 1 月营养指南

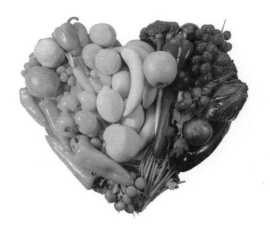

1

为了避免或减少如恶心、呕吐等早孕反应，可用少食多餐的方法，饮食最好清淡，不吃油腻和辛辣食物，多吃易于消化吸收的食物。

2

蔬菜要充分洗净，水果最好削皮，以避免农药污染。

3

采用合理的加工烹调方法，减少营养物质的损失，使之符合卫生要求。避免各种食物污染，保留食物的原味，少用调味料。

4

养成良好的饮食习惯。定时用餐，三餐之间最好安排两次加餐，进食一些点心、饮料（如牛奶、酸奶、鲜榨果汁等）、蔬菜和水果，定量用餐，不挑食偏食，多在家里吃饭，保证食物的卫生。

5

进餐时，最好能保持愉快的心情，营造一种温馨的进餐氛围，能帮助孕妈妈增进食欲。应保证就餐时不被干扰。

6

每天清晨空腹喝杯白开水或矿泉水。早餐要吃，并要保证质量。

7

合理搭配食物。将果类蔬菜和叶类蔬菜搭配、根类蔬菜和叶类蔬菜搭配，红色、紫色或黄色蔬菜和绿色蔬菜搭配。

孕 1 月饮食重点

孕妈妈在孕 1 月可按照正常的饮食习惯进食，做到营养丰富全面、饮食结构合理，膳食中最好含有人体所需要的所有营养物质，最好能包含如蛋白质、脂肪、水、糖类、各种维生素和必需的矿物质、膳食纤维等 40 多种营养素。

•糖类

孕妈妈每天应摄入 150 克以上糖类。如果受孕前后糖类和脂肪的摄入量不足，孕妈妈会一直处于饥饿状态，容易导致胎宝宝大脑发育异常，出生后智力也会下降。一般来说，在蔗糖、面粉、大米、玉米、红薯、土豆、山药等作物中含有较多的糖类。

•蛋白质

准妈妈要保证优质蛋白质的充分摄入，这样能保证受精卵的正常发育。可以多食如鱼类、蛋类、乳类、肉类和豆制品等食物。

•矿物质

各种矿物质对早期胚胎器官的形成发育有着重要的作用。富含锌、钙、磷、铜等矿物质的有乳类、肉类、蛋类、花生、核桃、海带、木耳、芝麻等。

•维生素

孕妈妈要多摄入维生素 C、B 族维生素等。维生素能保证早期胚胎器官的形成发育。在谷类、鱼类、肉类、乳类和坚果中含有 B 族维生素。

•叶酸

怀孕的第 17～30 天是胎宝宝神经管发育的关键时期。这时，如果叶酸摄入不足，有可能引起神经系统发育异常。最好从计划怀孕时就开始补充叶酸。如孕前没有特别注意补充叶酸，那么此刻孕妈妈必须开始补充叶酸了。此时所需的叶酸含量为每日 400～800 微克，最高不能超过 1000 微克。叶酸也普遍存在于绿叶蔬菜、柑橘、香蕉、动物肝脏、牛肉中。

孕 1 月孕妈妈须远离的食物

怀孕后前 3 个月是流产的高发期，孕妈妈除了在生活细节上要密切注意之外，尤其要避免进食易导致流产的食物。下表介绍几种孕妈妈不能吃的食物：

食物	功效	禁食原因
芦荟	美容养颜、滋润肌肤。	本身含毒素，会导致流产。
螃蟹	味道鲜美，有活血祛瘀之功效。	性寒，对孕妇不利，尤其是蟹爪，有明显的堕胎作用。
甲鱼	滋阴益肾。	性味咸寒，有堕胎之弊。
薏米	药食同源之物，中医认为其质滑利。	对子宫平滑肌有兴奋作用，可促使子宫收缩，故易诱发流产。
马齿苋	药食同源之物，药性寒凉而滑利。	汁液对子宫有明显的兴奋作用，能使子宫收缩次数增多、强度增大，易造成流产。
葱、姜、蒜、辣椒、芥末、咖喱粉等刺激性食物	能促进食欲，提升食物味道。	孕妈妈食用后，它们容易随着身体的血液循环进入胎宝宝体内，对胎宝宝的身体产生不良影响。此外，在怀孕期间，孕妈妈身体大多会呈现血热阳盛的状态，这些辛辣食物的性质都属辛温，容易加重孕妈妈血热阳盛，从而会出现生口疮、口干舌燥、便秘等不适症状。

孕 1 月一日食谱推荐

早餐	午餐	晚餐
（7：00~8：00） 红豆粥1碗，牛奶250毫升，凉拌蔬菜适量	（12：00~12：30） 蛋炒饭100克，番茄虾仁冬瓜汤1碗，红烧鳝鱼100克	（18：00~18：30） 米饭100克，红烧带鱼80克，黑木耳炒茭白100克
加餐（10：00） 全麦面包100克	加餐（15：00） 香蕉1根	加餐（21：00） 猕猴桃1个

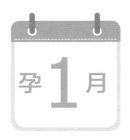

孕 1 月

胎教主题 情绪胎教

胎宝宝住在子宫里，虽然看不到妈妈的表情，但是能够感受到妈妈的喜怒哀乐。为了宝宝将来的健康和幸福，孕妈妈需要有意识地放松心情、稳定情绪，避免精神紧张等不良刺激。

• 1. 调理饮食，稳定情绪

不要过多食用肉、鱼、巧克力、甜食等，这些食物如果食用过量，可使体液酸性化，血中儿茶酚胺水平增高，从而易出现烦躁不安、爱发脾气等消极情绪。

• 2. 寄情于艺术欣赏

艺术给人以美的享受，能够使人精神放松，从而使人的心情保持愉悦。孕妈妈应该多接触艺术，例如阅读优美的小说、散文或诗歌，欣赏表现爱与美的绘画作品，看诙谐幽默的影视作品，或者听优美、柔和的乐曲。

• 3. 学会转移不良情绪

当孕妈妈在生活中遭遇挫折或者不愉快的事情时，要转移注意力来进行自我宣泄。离开让你感觉不愉快的地方，或者做另外一件能够让你开心的事，如听音乐、相声，看小品，欣赏山水风景画册，出去散步，上街购物等，也可以向密友倾诉，写日记或找同样处境的人交谈，用这些事将不良情绪转移掉。

• 4. 有助于稳定情绪的呼吸法

身体采取舒适的姿势，或坐或躺，腰背舒展，全身放松，双目微闭，用 4 ~ 5 秒钟的时间缓缓地吸气，让自己有一种将气体储存在腹部的感觉，然后用 8 ~ 10 秒钟的时间呼气，直至出现无意识的深呼吸为止。每天早晨起床时、中午休息前、晚上临睡前各进行 1 次这样的呼吸。

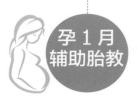

孕 1 月 辅助胎教

在孕 1 月，孕妈妈除了主要做情绪胎教外，还需要音乐胎教、环境胎教作为补充。

音乐胎教

知道怀孕时，就应该适当选取一些经典的乐曲，时不时放出来听听，这对肚中的胎宝宝是一种很好的熏陶。

环境胎教

孕妈妈应警惕噪声，最好不要在高分贝噪声的环境中工作、居住，也不要听震耳欲聋的刺激性音乐，更不要坐噪声大的车。

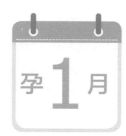

保健运动

在进行胎教之前，要让自己平静放松下来，这样胎教才更有效。可是很多孕妈妈都是第一次怀孕，会比较紧张焦虑。下面介绍几种简单的孕期瑜伽放松功，帮孕妈妈快速地平静下来。

**瑜伽
呼吸**

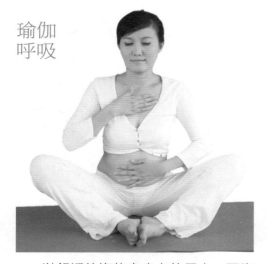

以舒适的姿势盘坐在垫子上，两脚掌心相对。双手分别放在腹部和胸部上，脊背中正，双肩自然放松。双眼微闭，保持呼吸，让你的双手去感受你的呼吸，保持 3~5 次呼吸。

**坐姿
聆听**

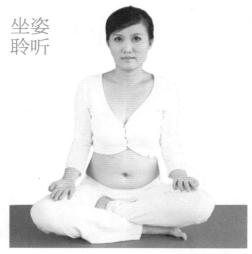

坐在瑜伽垫或床上、毯子上，双腿盘坐，手臂自然放松，双手手心朝上，放在大腿上，颈部、睫毛、脸部放松。聆听有节律的细微的声音，或听些轻柔的音乐，保持 10 分钟。

**枕臂
侧躺**

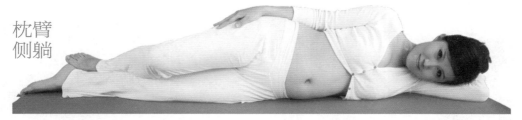

侧躺（任意一边），屈臂枕于头下，另一手臂置于弯曲的大腿上，置于底下的大腿保持放松伸直的姿势，置于其上的大腿稍微弯曲。时间以舒服为度，做完一侧，再做另一侧。

孕2月

5~8周 度过妊娠反应期

胎宝宝的生长发育

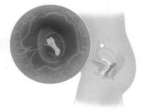

第 5 周
大脑发育的首峰

在本周，我这个圆形的细胞团开始伸长，头尾可辨，样子就像一根小豆芽。我有了脉搏，中枢神经系统开始发育，两条主心血管开始收缩，脑与脊髓开始形成，肝脏和肾脏开始发育。

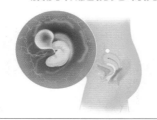

第 6 周
胳膊和腿初见端倪

我已经有了大脑，头部也开始形成。我的胳膊和腿有了小小的芽儿。现在的我已经拥有了自己的血液并在心脏的"怦怦"跳动声中开始循环了。

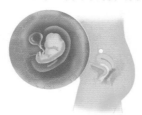

第 7 周
脑垂体开始发育

到本周末，我看起来就像一颗豆子那么大，尾巴基本消失。我长着一个特别大的头，在眼睛的位置会有两个黑黑的小点，耳朵部位明显突起，脑垂体开始发育。

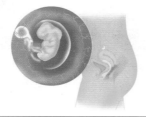

第 8 周
羊水中的胎宝宝

我已经有了嘴巴、舌头和鼻孔，鼻尖也出现了。我的各个内脏器官初具规模，心脏跳动开始正常。

孕妈妈身体变化	本周注意事项	产检项目
开始发生恶心和呕吐，疲劳感出现得更加频繁；由于胸部明显变大，会有衣服穿不下的感觉；尿频的现象比较严重，可能会有少量咖啡色分泌物。	不要随意吃中药和营养品，孕吐严重时询问医生，确认是否有宫外孕的情况；进入这一时期，胎盘尚未完全形成，运动的时候需要注意分寸，要格外小心。	检查血色素及血细胞比容（是否贫血）；检查体重及血压；验尿确定妊娠。 （以上检查仅供参考，具体产检以医院及医生建议为准）
月经过期不至；感到胸部胀痛，乳房增大变软，乳晕有小结节突出，会时常感觉疲倦、犯困，而且排尿次数增多。多数孕妈妈在这周开始感到恶心，偶尔会呕吐。	及时补充水分，缓解便秘症状；选择可以预防和减轻孕吐、贫血等症状的食物；为不久即将隆起的腹部考虑，最好多进行一些能强化腰部和背部筋骨的运动。	
早晨醒来后孕妈妈可能会感到难以名状的恶心，而且嘴里有一种说不清的难闻味道。相反，有的孕妈妈也可能时常有饥肠辘辘的感觉，而且会饥不择食地吞咽各种食物。	如需要用药，须在医生的指导下进行；怀孕初期流产的可能性很高，因此应禁止性生活；均衡营养，食用维生素含量丰富的食物，避免发生营养不良和脱水等症状。	
孕妈妈的腹部现在看上去仍是"一马平川"，但子宫变化却很明显，不但比怀孕前有所增大，而且变得很柔软。孕妈妈的腹部可能会有痉挛，有时会感到瞬间的剧痛。	可以吃乳制品、绿色蔬菜和豆腐来补充钙质，食用海产品、肉类和牛奶等含锌量较高的食物；做运动的同时要保持自然呼吸。	

第5周 大脑发育的首峰

孕妈妈第5周日常保健

孕妈妈出现腹痛要小心

怀孕初期，不少孕妈妈会有下腹隐隐作痛的感觉。这个时期，子宫因怀孕而变大，其韧带受拉扯会导致腹痛，此外，怀孕时，下腹器官会受到压迫，这也会造成下腹隐隐作痛，甚至抽痛。由于下腹疼痛原因多样，以及膨胀的子宫会阻碍腹部肿瘤的发现，怀孕初期的病症腹痛与怀孕引起的腹部不适难以区分开来。如果孕妈妈出现比较严重且持续性的腹痛，就需要及时去医院诊治了。

腹痛有可能是以下原因引起的：

• 宫外孕

受精卵应该是在子宫内膜上着床、生长发育的。而受精卵在子宫体腔以外的部位生长发育，就是异位妊娠，即"宫外孕"。宫外孕的孕妈妈会在停经6~8周时感到下腹部剧烈疼痛，并出现少量阴道出血；但如果只是少量出血，而没有腹痛，孕妈妈大可不必着急，这是受精卵在子宫内膜上着床时引起的点状出血，并无危险。但应及时就医，以及早排除异位妊娠的可能。

• 子宫肌瘤

子宫肌瘤可能在怀孕期间长大，会导致孕妈妈肌瘤变性坏死、肌瘤扭转，或者直接影响宝宝发育、阻碍生产等。子宫肌瘤引起的腹痛来得比较突然，痛点一般也固定，属于局部疼痛。在怀孕期间，由于子宫血流充沛，在此期间切除子宫肌瘤并不妥当，对于因肌瘤变性坏死而导致的疼痛，孕妈妈可以用止痛药来缓解。

• 卵巢肿瘤

孕期，绝大多数的卵巢肿瘤都是良性的，恶性肿瘤占2%~5%。但是，孕妈妈如发现有卵巢瘤，要及时和医生保持联系。如出现腹部不适、绞痛、腹部异常膨大、腹水等状况时，要尽快去医院。

• 急性阑尾炎

受到子宫膨大的影响，阑尾的位置会随着怀孕周数的增加而向上推挤，因此，疼痛的位置也随之改变。阑尾炎初期一般会出现转移性右下腹部疼痛、恶心、呕吐、腹部肌肉紧绷等症状。随着怀孕周数的增加，急性阑尾炎的症状会越来越不典型。

? 第 5 周 问题聚焦 　选择合适自己的医院

如何挑选适合自己的医院

考虑自身的健康状况

如果女性存在不孕症、妊娠高血压疾病、双胞胎、羊水过多或过少等特殊问题，最好选择综合性医院或妇产科专科医院。

根据位置选择医院

怀孕后，孕妈妈要经常到医院进行定期产检，临近分娩时更须迅速前往医院，因此医院不要离家太远。对上班族来说，大部分时间都在工作单位度过，所以距离工作单位近也是不错的选择。

考察医院的设施

先应观察医疗设施的清洁度和安全性，还要确定产后是否可以喂母乳、住院病房共有多少床位、是否有儿科门诊等信息，以免等到分娩住院时才感觉医疗服务条件不满意，就很难更改了。

考虑妊娠和分娩的服务项目

现在，不少医院都增设了特殊的分娩项目，如有的医院开设了孕妇学校或胎教课程，有的医院提供了对分娩场面进行录影的业务。所以，可以多对比医院的各种服务项目。

确认医院和医生的可靠性

在孕期生活中，妇产科医生要回答孕妇及家属咨询的许多问题，孕妈妈和他们的关系是否融洽也十分重要。如果对医生的医疗水平缺乏信任，或是医生忙得没时间一一解答病人的疑问，会对孕妈妈产生压力，所以要选择可靠的医院和医生。

关注周围的评论

如果正在考察一家医院，可以参考一下患者的评论。选择离家近的医院时，还可以从身边的孕妈妈那里征求意见，比如检查时排队等候的时间长不长，是否需要长距离地为各项检查奔波，是否有单人的房间可供选择等。

考虑费用

每个医院设施不同，医生的临床经验也不同，各种检查费和分娩时的费用自然会有差异。所以，在选择医院时，最好将各医院妇产科检查和分娩的价格表进行比较，选择自己能承受的医院。

最好将产检医院定为分娩医院

如果没有特殊情况，产检和分娩最好在同一家医院，中途也不要变换产检医院。中途如更换医院，新医生不了解情况，容易造成信息的断层，影响医生对孕妈妈健康程度把握的连续性和全面性。而且，陌生的环境、新的程序对孕妈妈也是一轮新的考验，容易增加心理压力。

第6周 胳膊和腿初见端倪

孕妈妈第6周日常保健

孕妈妈不要化妆，但可以护肤

某些化妆品中含有害化学成分，对胎宝宝的成长不利，孕妈妈要慎用。

•孕妈妈禁用的化妆品

染发剂	不仅会引起皮肤癌，还会引起乳腺癌，且有可能导致胎宝宝畸形。
冷烫精	孕妈妈的头发本来就比较脆弱，容易脱落，冷烫精会加剧头发脱落，还会影响胎宝宝的正常发育。
口红	口红中一般含有羊毛脂，羊毛脂容易吸附空气中各种对人体有害的重金属和微量元素，也易吸附大肠杆菌，对胎宝宝健康不利。
指甲油	大多以硝化纤维为基料，配以丙酮、乙酯、丁酯、苯二甲酸等化学溶剂、增塑剂及各色染料制成，对孕妈妈和胎宝宝都有一定毒害作用。
美白祛斑霜	这类化妆品一般都含有铅和汞，长期使用会严重危害人体的神经、消化道和泌尿系统。

•适合孕妈妈使用的化妆品

宝宝油，宝宝霜	宝宝护肤品一般含化学添加剂较少，性质温和，刺激性低，具有基础的保湿润肤效果，如强生、贝亲、新安怡等品牌，都是不错的选择。
纯植物护肤品	植物护肤品用料比较天然，很少有过敏的情况发生。但市售的此类护肤品鱼龙混杂，购买时需要擦亮眼睛，选择正规厂家的正规品牌。
孕妇专用护肤品	这是针对孕妇设计的，专业性强，安全无刺激，整个孕期都能使用。

产检之前看，不走弯路

孕期产检是每个孕妈妈必须经历的，而且是令很多孕妈妈颇为纠结的一件事。这些检查中有些属于例行检查，而有些则是定期检测项目。伴随着孕周的不断增长，产检内容也会有所不同，并且有时候会因人而异。在怀孕的整个阶段，都要按计划进行身体检查，确保胎宝宝处于最优状态。

孕妈妈在怀孕的第 12 周左右最好到户口所在地或居住地的卫生院建立孕产妇保健卡，进行初次检查。

孕期检查的好处

1.了解孕妇的妊娠过程和健康状况。对孕期并发症做到早预防、早发现，及早采取措施，避免病情发展，保障孕妈妈的健康和胎宝宝的成长。

2. 对孕妈妈进行孕期保健、营养和对胎宝宝监护的指导，消除孕妈妈对分娩的恐惧和顾虑，增强孕妈妈的自信心和胎宝宝的保健能力，减少孕期并发症的发生。

3. 在孕检过程中，通过早孕初查、询问病史、全身体检等方法，筛选出异常孕妈妈，并将其转到有条件的医院进行监护。

4. 对有严重遗传病和畸形胎儿史的孕妈妈，通过家谱分析和遗传咨询，及早确诊，采取措施，防止某些遗传病的蔓延。

5. 通过产检能发现某些异常情况，如骨盆偏小、胎位不正等，做到随时监控，及时给予纠正。

孕妈妈产检须随身携带的物品

在每次产检前，孕妈妈都需要提前将所要携带的物品集中在一个小包或文件夹里，以免忘记带了。

□ 医保卡　□ 笔记本
□ 现金　　□ 病历卡
□ 复诊表格　　□ 母子健康手册
□ 卫生巾（以备内诊出血时使用）

产检怎么穿最合适

1. 宽松的衣服孕妈妈穿脱起来比较方便，尤其是在量腹围的时候很容易就能拉起衣服，以便于医生检查。夏天去产检时要穿短袖衣服，便于抽血化验；冬天，则要选择袖管宽松的衣服。

2. 下身最好穿宽松的裙子，内诊时不会给自己造成麻烦。

3. 鞋子选择舒适且穿脱起来比较方便的平跟鞋为宜。

4. 怀孕 5~6 个月以后，孕妈妈容易出现水肿，所以在做水肿检查时一定不要穿连体袜或高过膝盖的袜子。

第 7 周 脑垂体开始发育

孕妈妈第 7 周日常保健

勤按摩，放轻松，舒舒服服

女性在怀孕后，由于生理上的变化，面部会出现皮肤粗糙、松弛、黑斑和皱纹等现象。为了让孕妈妈的脸部更加干净清爽，不妨用下面的按摩方法吧。

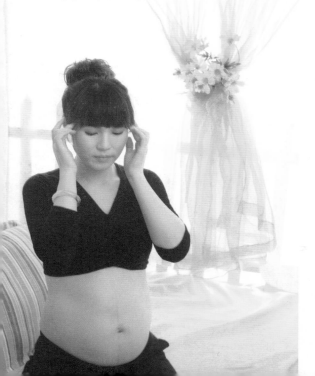

按摩去除面部皮肤的粗糙、松弛、黑斑和皱纹

·1. 额部按摩

将左右手的中指及无名指放在额头上，分别自额心向左右两边做小圈按摩。连续按摩 6 圈后，在左右两边太阳穴上轻轻按压一下。

·2. 眼角按摩

用两手的手指自两边眼角沿着下眼眶按摩 6 小圈，然后在眼角处轻轻按压一下。

·3. 鼻部按摩

用手指自太阳穴沿额头鼻梁滑下，在鼻头两侧做小圈按摩，自上而下按摩，共按摩 8 小圈，然后手指回到太阳穴处，重复此动作。

·4. 嘴角按摩

用两手中指及无名指在嘴角两侧做 8 小圈按摩。

·5. 脸颊部按摩

用双手的大拇指和中指分别沿着脸颊四周做大圈按摩，共按摩 8 圈，然后至太阳穴处轻轻按压一下。

上班路上这样做更安全

对于职业孕妈妈来说，上班路上常常会遭遇到许多常见的意外状况，为此，孕妈妈要提前做好心理准备，并积极应对，如上班要提早出门等。

不同上班方法注意事项：

· 骑自行车的孕妈妈怎样做

孕早期和中期，孕妈妈骑自行车上下班，只要时间不太长，就是比较安全的。但要注意以下几点：

1. 孕妈妈最好不要骑带横梁的男式自行车，以免上下车不方便。

2. 自行车的车座上可以套个厚实、柔软的棉布座套，调整车座的倾斜度，让后边稍微高一点。

3. 动作不要太剧烈，否则容易形成下腹腔充血，导致早产、流产等。

4. 骑车时，车筐内和后座上携带的物品不要太沉。

5. 孕妈妈不要上太陡的坡或是在颠簸不平的路上骑车，这样容易对孕妈妈的阴部造成损伤。

6. 在骑车的过程中，不要和他人抢路，不能太快了。妊娠后期，孕妈妈要避免骑车，防止胎膜早破。

· 坐公交车的孕妈妈怎样做

孕妈妈乘坐公交车是最经济、最安全的选择。但需要注意的是，乘车时间要避开上下班的乘车高峰期，以免因为空气质量差而加重恶心的感觉，也可以避免因拥挤对孕妈妈身体健康造成的不良影响。

· 搭乘出租车的孕妈妈怎样做

孕妈妈搭乘出租车时，注意不要坐车前部，以防撞伤腹部。

· 步行上下班的孕妈妈怎样做

有的孕妈妈工作单位与家的距离不远，步行就能到达工作的地点。这个时候也需要孕妈妈多加小心和注意。每天清晨步行上班，能呼吸新鲜空气。步行下班能缓解一天的疲惫，还能产生适度的疲劳感，对睡眠非常有利。

但是，孕妈妈步行的时候要注意，不能走得太急、太快，以免让身体受到较大的震动，不利于妈妈和宝宝的健康。切忌低头慢行，应眼观四方，发现对面有行色匆匆的行人走过来时，要立刻避让，免得被冲撞而躲避不及。

第 7 周 问题聚焦

准备宝宝出生证件

什么是准生证

准生证就是计划生育服务证，它是证明宝宝合法降临的"通行证"，宝宝的出生、上户口及其他福利都跟它有很大关系。

办理准生证的要点

所需材料

夫妻双方的户口簿

夫妻双方的身份证

结婚证原件及复印件

夫妻双方的初婚初育证明（可在工作单位或户口所在地居委会开具）

女方1英寸免冠照片1张

办理单位

夫妻中一方户籍所在地的乡（镇、街道）计划生育办公室。

办理程序

夫妻双方由单位或户籍所在地街道办事处开具从未生育过子女的证明，持该证明和结婚证原件及复印件、双方户口簿、双方身份证，到夫妻中任一方户籍所在地的乡（镇、街道）计划生育办公室进行办理。

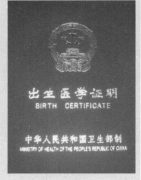

《出生医学证明》是宝宝的第一份人生档案。

填写《出生医学证明自填单》

孕妈妈在入院的时候，医院会要求其填写《出生医学证明自填单》，为即将到来的宝宝做好填写《出生医学证明》的准备。《出生医学证明》是宝宝的第一份人生档案。

如何给宝宝报户口

报户口所需的证明材料

计划生育部门颁发的准生证

医院签发的《出生医学证明》

户口簿

办理程序

夫妻双方到户口所属的派出所申报处申报户口时，应详细填写户口申请单，进行户口登记，在交纳了一定的手续费后，宝宝的名字就添加在户口簿上了。

孕妈妈第 8 周日常保健

孕妈妈须远离清凉油

炎热的夏季，被蚊虫叮咬而苦不堪言但又束手无策的人们，往往会选择在太阳穴上涂抹一点清凉油，既能缓解蚊虫叮咬的不适，还能提神醒脑。但有关专家表示，孕妇不能使用清凉油。

樟脑是清凉油的主要成分之一，具有一定的毒副作用，樟脑进入人体后，正常人体内的葡萄糖磷酸脱氢酶会很快与之结合，使之变成无毒物质，然后随尿液一起排出体外，所以它的毒副作用不会在正常人身上显现。但孕妇体内的葡萄糖磷酸脱氢酶的含量降低，怀孕 3 个月内若过多地使用清凉油，樟脑就会通过胎盘屏障进入羊膜腔内作用于胎宝宝，影响胎宝宝的发育，严重者可导致胎宝宝死亡。

可以小紧张，但别有大压力

• 孕妈妈压力大

怀孕是每一个女人最幸福的时刻，但是随之而来的还有很多生理和心理的不适，特别是在刚怀孕的那段时间，孕妈妈会经常感到紧张，担心宝宝是不是健康、担心流血会不会造成流产等。这些都是非常正常的。

• 孕妈妈这样缓解紧张情绪

怀孕期间，往往会有很多不适，如恶心、疲劳、尿频、水肿、背痛等，身体的变化容易引起心理紧张。

及时解决问题

感到有压力是正常的，分析一下引起压力的原因，采取一切可行措施，解决引起压力的问题。

避免消极反应

最好避免用远离人群、睡眠、不吃饭或吃垃圾食品、酗酒、吸烟等方法逃避压力和问题。可以定期进行有益身心的活动，这样，身体内会释放出内啡肽和复合胺，提高抗压能力。

照顾好自己

安排好自己的日程，让自己有时间去做放松的事情。锻炼、冥想、深呼吸、看书、听音乐等都可以让自己放松。

第 8 周 问题聚焦

要有预防流产的意识

怀孕第2个月，是先兆流产和自然流产的高发期，孕妈妈在生活细节上要格外小心，必须注意动作的幅度和日常的安全保障，避免碰撞腹部。另外，孕早期一定要节制性生活，否则极易导致流产。如果孕妈妈呕吐且伴有头晕、头痛等症状，就需要卧床休息，并及时咨询医生。

引起流产的主要原因有很多，总的来说包括外因和内因。外因是指受到外部的影响而造成的流产，比如摔跤、搬重物等；内因是指由于孕妈妈自身身体和情绪等方面的原因而引起的流产，比如遗传因素、子宫发育异常以及恐惧、惊慌、过于激动等情绪都可能导致流产。

警惕导致流产的生活习惯

1. 对指甲油说不

指甲油及同类化妆品含酞酸酯，这种物质如果长期被人体吸收，会对孕妈妈的健康有害，还容易引起孕妈妈流产及生出畸形儿，如果宝宝是男孩，更容易受到伤害。

2. 避开可能致畸的因素

孕2月是胎宝宝生长发育的关键时期，神经系统、内脏、五官、四肢等器官都会在这个月内形成雏形。孕妈妈要避免化学、物理、生物等可能致畸的因素，比如，不要用有机溶剂去污和洗手，不要去染发及烫发；看电视时要与电视机保持一定的距离，时间控制在2小时以内；使用手机最好改用免提听筒，不要将天线放在腹部等，让胎宝宝安全地度过身体发育的关键时期。

3. 离噪声远一点

噪声会影响孕妈妈中枢神经系统的功能活动，会使胎心加快、胎动增加，对宝宝很不利。高分贝的噪声还可对宝宝的听觉器官产生损伤，并使孕妈妈的内分泌功能紊乱，诱发子宫收缩而引起早产、流产。孕妈妈长期在噪声环境中，生出的宝宝体重会较轻或出现先天性畸形。

4. 预防感冒

预防感冒需要家庭成员都行动起来。经常同孕妈妈接触的家庭成员，最好接种流感疫苗。平时室内注意开窗通风。家人若出现发热、咳嗽等流感症状，要尽最大可能同孕妈妈隔离。孕妈妈本人要注意保证营养均衡，提高睡眠质量，冬春季节注意保暖，尤其是脚部保暖。

5. 远离甲醛危害

甲醛污染主要来自建筑材料、家居、

地毯、燃料、吸烟、除臭剂、消毒液等。如果你的家中刚刚进行了装修或购买了新的家具，那么最好暂时回到父母家住。新装修过的房屋开窗通风两个月后，孕妈妈才可以入住。或者可以将装满氨水的塑料盘放在房间内，并且使室温保持在 27℃ 左右，熏蒸 12 小时以上，即可有效消除甲醛气体。另外，可种点绿色植物，也能有效吸收室内的甲醛气味。

6. 远离宠物

猫狗身上有病毒、弓形虫、细菌等，孕妈妈如果受到感染，这些病原体会经血液循环到达胎盘，破坏胎盘的绒毛膜结构，造成孕妈妈和胎儿间的物质交换障碍，使供氧缺乏，胎儿的代谢物也不能及时排出，容易导致胎儿死亡而引发流产。

7. 控制使用电脑时间

孕早期的女性如果每周使用电脑 20 小时以上，流产率和宝宝畸形率将大幅度提高。所以，每周使用电脑应尽量控制在 20 小时内，还要做好防护措施。

别盲目保胎

分析流产的原因：由外伤引起的要积极保胎，孕 50 天时做 B 超，胎心胎动好就可以了。有流产史者越早保胎越好，月经一过就用保胎药物，50 天时做 B 超观察胚胎的发育情况。注射用的孕酮（又叫黄体酮）是久经临床使用的传统保胎药（切忌使用口服化学合成的孕酮），但不应长时间应用，大剂量盲目使用容易引起胎儿外阴发育不良。从流产的原因来看，30% 是黄体功能不良，50% 是胚胎发育异常，当确诊为没有胎芽时，则不应保胎，即使保胎也不可能成功，反而会增加不完全流产的概率，引起宫内感染、出血增多及其他严重疾病。

流产后注意些什么

1. 营养跟进。流产后多吃瘦肉、鱼、鸡肉、乳制品、海产品、大豆制品等食物。

2. 保持个人卫生。流产时，子宫颈口开放，至完全闭合需要一定时间，所以流产后要保持阴部清洁，内裤要常洗常换。半个月内不可盆浴。流产后 1 个月内，严禁性生活，防止感染。

3. 保证休息，避免疲劳。流产后应休息两周，严防过度疲劳或受冷受潮。

4. 身体调养好了再怀孕。流产后子宫内膜需要 3 个月的时间才能完全恢复正常。最好等身体调养好了以后再怀孕。

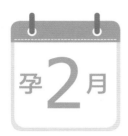

孕 **2** 月   准爸爸要做的事儿

调节孕妈妈的情绪

    将室内环境布置得更为美观，放几张漂亮宝宝的画像，或摆放几盆花卉盆景，增加点大自然的气息，以陶冶情操，缓和情绪。准爸爸应鼓励孕妈妈适当参加锻炼，可在不影响胎宝宝的同时做孕妇瑜伽。

多做家务

    随着胎宝宝的不断成长，孕妈妈的身躯日益庞大，洗衣服、做饭等活就没办法干了。这时，准爸爸就要开始做后勤保障的工作了。

    做饭。准爸爸要仔细挑选食物，注重均衡营养，保证孕妈妈和胎宝宝的营养所需。

    洗衣。孕期，由于体内激素分泌的变化，孕妈妈特别爱出汗，准爸爸在清洗孕妈妈的衣服尤其是内衣裤时，最好用高温消一下毒。

    准备合适的卧具。枕头最好以9厘米高为宜。过高会迫使颈部前屈而压迫颈动脉。理想的被子是全棉布包裹的棉絮。最好不要用化纤纺织物做被套或床单，容易刺激皮肤，引起瘙痒。

克制性冲动

    在孕2月，准爸爸要抑制性冲动，因为胎宝宝在子宫里住得还不是很踏实。如孕妈妈处于性高潮，会有强烈的子宫收缩，容易加大妊娠中断的危险。因此，在孕早期的3个月里，要禁止同房，保证胚胎的正常发育。

    孕妈妈会因激素的变化有焦虑的情绪，准爸爸要学会帮忙调节，讲笑话、读故事、教胎宝宝认卡片等都是很不错的方法。

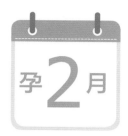

孕2月 营养膳食

孕 2 月营养指南

在怀孕的第 5~8 周，胎宝宝还不需要过多的营养，孕妈妈保持正常饮食即可，可适当增加些优质蛋白质，来满足胎宝宝的生长发育。

1 多吃能减轻呕吐的食物

如孕妈妈有轻微的恶心、呕吐现象，可多吃点如烤面包、饼干、米粥等能减轻呕吐的食物。干食品能减轻孕妈妈的恶心、呕吐；稀饭能补充因恶心、呕吐而失去的水分。

2 多吃富含淀粉的食物

淀粉类食物能提供必需的能量。

3 不必勉强吃脂肪类食物

由于早孕反应，有的孕妈妈会吃不下脂肪类食物，此时也不要勉强自己，可以通过豆类、蛋类、乳类食品等来补充脂肪。

4 饮食均衡

孕 2 月是胎儿器官形成的关键时期，倘若营养供给不足，很容易发生流产、死胎和胎儿畸形。孕妈妈要尽量均衡营养，不挑食、不偏食。

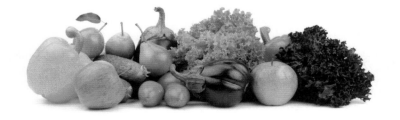

孕 2 月饮食重点

孕 2 月，胎宝宝的神经系统、内脏、五官、四肢等器官都会形成雏形，孕妈妈要注意补充叶酸及其他维生素、矿物质、蛋白质、脂肪等营养素。

·优质蛋白质

孕 5~8 周，胎宝宝还比较小，发育过程中不需要大量营养素，摄入的热量不必增加。孕妈妈正常进食，并适当增加些优质蛋白质即可。蛋白质每天的供给量应以 80 克为宜。

·维生素

叶酸、B 族维生素、维生素 C、维生素 A 等营养素是胎宝宝正常发育必需的营养物质。孕妈妈可以通过多食新鲜的蔬菜、谷物和水果等来补充。

·水分

若早孕反应强烈，剧烈呕吐容易引起人体水盐代谢失衡，孕妈妈需要多补充水分。

·矿物质

在 5~8 周，胎宝宝处于重要器官的发育阶段，孕妈妈要适量补充一些微量元素，多吃如核桃、芝麻等干果，对胎宝宝的大脑发育有利。

常备健康小零食

孕早期，孕妈妈可以把喜欢的小零食放在随手可得的地方。适合孕妈妈食用的小零食有核桃、花生、杏仁、榛子等，这些食物中含有蛋白质、磷脂、不饱和脂肪酸、矿物质等，有利于胎儿的大脑发育。另外，如果早孕反应比较严重，那么平时不敢问津的巧克力、果脯、饼干、糖果等可适当吃一些。

 妇产科小词典

在出现恶心、呕吐反应的日子里，有的孕妈妈一看到某种食物就恶心，甚至只要想起吃的就会恶心不止。其实，孕妈妈不必焦躁，可以尝试去发现哪些食物是自己喜欢的、可以接受的，哪些食物是一见到就呕吐的、要远离的，然后逐渐地在脑海里形成一份属于自己的食物清单，列入那些让你感觉舒适的食物，有意地远离那些看到了就不舒服的食物。此时不必过于刻意追求食物的营养价值，待早孕反应结束后再慢慢纠正即可。如果外出时总是难以控制这些突如其来的恶心，不妨随身备一些薄荷糖或柠檬味的口含片，可以有效地缓解不适。

帮助缓解孕吐的食物

在孕 2 月，孕妈妈开始有烦躁不安、食欲较差等早孕反应，这时应多吃能健脾开胃、愉悦心情的食物，如苹果、糍粑、石榴、米汤、红豆汤、鸭蛋、鲈鱼、白菜、冬瓜、红枣等。此外，要多吃牛奶或水果等来保证水分的摄入。

• 缓解早孕反应的七大类食物

食物	预防早孕反应
奶类	牛奶。不爱喝牛奶，可以喝酸奶，也可以吃奶片。
肉类	主要以清炖、清蒸、水煮、水煎、爆炒为主要烹饪方法,如水煮鱼、清蒸鲈鱼,不要采用红烧、油炸、油煎等烹饪方法。
谷类	面包、麦麸饼干、麦片、绿豆大米粥、八宝粥、玉米粥、煮玉米、玉米饼等。
蔬菜	各种新鲜的蔬菜,可凉拌、素炒、炝、醋熘等。
水果	柠檬、苹果、香蕉、草莓、橙子等。
坚果	花生、核桃、松子、栗子等。
姜片	姜片是缓解孕吐最有效的食物,如果感到恶心,可以含两片姜。

孕 2 月一日食谱推荐

早餐	午餐	晚餐
（7：00~8：00） 豆沙包或馒头50克，南瓜燕麦粥1碗，煮鸡蛋1个，蔬菜适量	（12：00~12：30） 面条3两，豆芽椒丝100克，蚝油菜花100克，酸菜鲫鱼汤适量	（18：00~18：30） 枸杞山药粥1碗，烤全麦三明治1份，豆干炸小黄鱼100克
加餐（10：00） 牛奶200毫升，苹果1个	加餐（15：00） 烤馒头片50克，核桃1~2个	加餐（21：00） 胡萝卜粥1碗，饼干50克

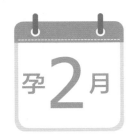

孕2月

胎教主题 日记胎教

怀孕期间，孕妈妈感情时刻处于起伏不定的状态，最好养成写日记的习惯。写日记的时候可以多想想将要出生的宝宝，借此让自己逐渐进入宁静的状态。

· 1. 选购一本自己喜欢的日记本

学生专用的笔记本或是带有漂亮图片的手册都是不错的选择。孕妈妈可将日记本放在最显眼的地方，好随时记录内心感受。孕妈妈还可以把它当作怀孕期间最亲密的朋友，分享所有的秘密和心里话。

· 2. 完全按照自己的想法来写

日记的形式不需要特别固定，可以写得很长，也可以写得很短，或是写成一封信。建议在睡觉前像与胎宝宝进行交谈一样把自己想说的话写成一封信。孕妈妈一定要坦率地对待自己，将自己的内心展露出来。

· 3. 将消极想法转化成积极想法

不少孕妈妈对即将成为妈妈的事实感到不安，担心自己生下畸形儿，担心怀孕之后夫妻关系疏远。对此，孕妈妈要坦率地面对，一边思考一边将自己的想法向积极和肯定的方向转变，给胎宝宝带来好的影响。

孕2月辅助胎教

在孕2月，孕妈妈除了主要做日记胎教外，还需要以语言胎教、情绪胎教作为补充。

语言胎教

虽然宝宝仍然只是一个小胚芽，但准爸妈的爱子之心恐怕已经再也按捺不住了吧！准爸妈要每天和宝宝说话，让宝宝熟悉父母的声音，唤起宝宝最积极的反应，有益于宝宝的智力发展和情绪稳定。

情绪胎教

孕妈妈心平气和、心态良好，能帮助孕妈妈度过妊娠反应期，胚胎也会安然舒适地在子宫内成长。孕妈妈在感到烦躁或消极时，要有意识地让自己平静下来，将宁静的情绪传达给宝宝。

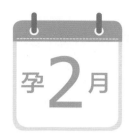

保健运动

孕妈妈适时、适当地进行体育锻炼和帮助胎宝宝活动，可以促进胎宝宝大脑及肌肉的健康发育，有利于出生后翻身、坐立、爬行、走路及跳跃等动作的掌握和熟练。

孕妈妈运动好处多

1. 解除孕妈妈的疲劳和不适，使其心情舒畅。

2. 使胎宝宝适应位置改变及子宫内羊水晃动，训练胎宝宝的平衡能力。

3. 促进全身血液循环，增加胎盘供血，有利于胎宝宝健康发育。

4. 增强孕妈妈腹肌、腰背肌和盆底肌的张力和弹性，使关节、韧带松弛柔软，有利于孕妈妈正常妊娠及顺利分娩。控制孕期体重的增加，促进产后体形恢复。

适合孕妈妈的运动

孕妈妈的运动以轻柔和缓为主，比如散步、瑜伽的某些动作、太极、柔软体操等。在选择运动时，要注意运动强度，以不出汗或轻微出汗为宜。要特别注意的是，运动姿势绝对不能造成腹部的牵拉。

运动的注意事项

孕妈妈在运动中的一个大忌是疲劳，孕妇千万不能过度疲劳，也不要运动到身体过热，也就是说孕妇不宜做出汗过多的运动。对于孕妇来说，以不累、轻松、舒适为运动限度。

在运动期间一定要多喝水，但不要只喝白开水，最好补充一些果汁等。可乐及运动饮料都不适合孕妈妈。

在运动时，如果孕妈妈出现阴道出血、有液体流出，出现不寻常的疼痛或者突发疼痛、胸痛、呼吸困难、严重或持续的头痛或头晕等问题，一定要立即停止运动，最好马上去医院检查。

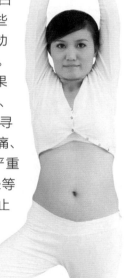

孕3月

9～12周

提心吊胆的危险期

胎宝宝的生长发育

第9周
初具人形

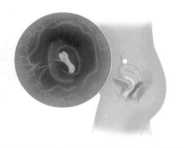

现在的我已经初具人形了。手、脚、四肢生长迅速，手指和脚趾都长出来了，只不过是连在一起的。眼皮几乎覆盖了双眼，但还不能主动闭合或睁开。现在的我像一条小金鱼一样。

第10周
正式成为胎宝宝

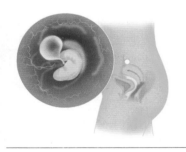

本周结束，我就正式从胚胎变成"胎儿"了。这时，我才只有一个金橘的大小——从头到臀的长度超过2.5厘米，重量不到7克，但我已完成了发育中最关键的部分。

第11～12周
度过敏感期

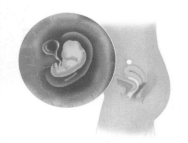

我度过了发育的敏感期，患先天性畸形的风险大大降低，流产的风险小了许多。现在的我整天忙着在妈妈的子宫内伸伸胳膊、踢踢腿，还时不时地做着吸吮和吞咽的动作。

孕妈妈身体变化	本周注意事项	产检项目
孕妈妈的子宫大小已经是怀孕前的 2 倍了，但是体重没有增加太多，从外观上也看不出怀孕了。乳房更加膨胀，乳头和乳晕色素加深，身体的血流量也在逐渐增加。	避免长时间热水浴和桑拿，还要防止电磁波等因素对胎儿造成的伤害；为了减轻胎儿继续变大带来的腰部疼痛，可以锻炼腹、背肌肉，同时培养保持平衡的能力。	检查腹部及子宫，检查阴道分泌物，检查宫颈细胞（一年内未查者）；检查血色素及血细胞比容、ABO 及 Rh 血型；检查体重及血压；验尿，全面化验检查：肝肾功能，丙肝、乙肝、梅毒、艾滋病的筛查，心电图；听听胎儿的心跳声（胎心音）；讨论胎儿基因是否正常及超声波、绒毛膜采样或产前筛查等检查的必要性。
孕妈妈突然变得多愁善感了，常常为一些鸡毛蒜皮的小事伤心流泪，动不动就会情绪失控。造成这种情况的主要原因是孕妈妈体内的激素变化和对怀孕的过度焦虑。	多摄取低脂肪肉类、鱼肉、鸡蛋和坚果来补充蛋白质，坚持适量运动和均衡饮食。	（以上检查仅供参考，具体以医院及医生建议为准）
有些孕妈妈的早孕反应开始减轻；子宫几乎占据了骨盆；从怀孕到现在，孕妈妈的体重增加了 1 千克左右，但也有的孕妈妈的体重因为早孕反应而减轻了。	通过 B 超检查能得知胎宝宝的大小和成长速度；如果胎盘存在异常，通过 B 超就能发现；食用富含叶酸的菠菜和生菜，避免发生营养不良和脱水等情况。	

第9周　初具人形的"小金鱼"

孕妈妈第9周日常保健

记得为胎宝宝建立档案

目前大多数医院都会要求孕妈妈提前建档，具体期限各个医院有所不同。有的医院在做完相关检查后，确定没有问题了才会给建档，建档后医生会开出一个产前检查的时间安排表，要求孕妇按照规定的时间定时去产检。

一般第一次检查结果正常，医院都会给建病历，但如果是从其他医院转过来，虽然原来医院的化验单仍有效，但不全的项目，需要在新医院重新补做，合格以后才会给建病历。

• 及时建档很重要

医院要求孕妈妈建个人病历，主要是为了能够更加全面地了解孕妈妈的身体状况以及胎儿的发育情况，以便更好地应对孕期的一切状况，并为以后的生产做好准备。对孕妈妈而言，以后每次去医院就不用随身携带一大沓化验单跑来跑去，只需要拿着自己的病历卡，挂号后护士会直接把你的病历送到医生（一般都是固定的一位）那里。

• 不可错过建档时间

建档一般是在怀孕3个月前后进行，建档的同时要做第一次产检。孕妈妈千万不可为诸多原因而推迟去医院建档的时间，否则过了时效，医院可能就会因没有床位而不予办理了。

• 建档须带的证件

一般来说，建档需要带上身份证，参加医疗保险的需要带上社保卡，有的医院还要求带上准生证以及社区出具的一些证明。不同医院的要求不尽相同，建档之前最好打电话咨询清楚，避免因遗漏证件而来回奔波。

第 9 周
问题聚焦

早孕反应别担心

在怀孕初期，不少孕妈妈会出现早孕反应，如食欲缺乏、厌食、轻度恶心、呕吐、头晕、倦怠，甚至低热等。早孕反应一般在妊娠的第 6 周出现，以后明显增加，在 9~11 周最重，但大多数在孕 12 周就自行缓解了。早孕反应有种严重的情况是妊娠剧吐，开始表现为一般的早孕反应，但慢慢就出现反复呕吐，除了早上起床后恶心和呕吐外，甚至发展到连闻到做饭的味道、看到某种食物就呕吐。孕妈妈如严重呕吐，身体就会消耗掉很多脂肪，使中间代谢物质酮体在体内聚集，比较容易引起脱水和电解质紊乱，形成酸中毒和尿中酮体阳性。这时候，孕妈妈的皮肤会发干、变皱，眼窝凹陷，身体消瘦，对孕妈妈和胎宝宝的健康都不利。

出现早孕反应的原因

1. 出现人绒毛膜促性腺激素。妊娠反应出现的时间与孕妈妈血液中人绒毛膜促性腺激素出现的时间吻合，该激素导致恶心、呕吐等早孕反应。

2. 自主神经功能失调。一般来说，神经质的孕妈妈妊娠反应比较严重。并且，若孕妈妈与准爸爸感情不和，在不想要孩子却怀孕时，也会有比较严重的妊娠反应出现。

巧妙缓解早孕反应

1. 了解相关知识。多了解些相关的医学知识，明白孕育生命是一项自然规律，是苦乐相伴的，这能增强孕妈妈对早孕反应的承受力。

2. 放松身心。早孕是正常生理反应，大多数孕妈妈在 1~2 个月后就会缓解，所以要用积极的心态来面对。

3. 调整不安情绪。孕育生命是件很自然的事情，应该正确认识怀孕中出现的不适，学会调整自己的情绪。多做些自己喜欢做的事情，通过邀朋友小聚、散步、聊天等来缓解情绪。

4. 家人要体贴、关照孕妈妈。孕妈妈的早孕反应和情绪的不稳定会影响其正常生活，这时候更需要家人的体贴和关心。家人应该积极分担家务，营造幽默的居家氛围，使其轻松地度过妊娠反应期。

5. 对孕吐有正确的认识。一般的早孕反应不会对孕妈妈和胎宝宝造成影响，但如出现呕吐严重，发展到不能进食，就需要及时就医了。

6. 吃喜欢的食物。孕妈妈能吃什么，就吃什么；能吃多少，就吃多少。在这个阶段，宝宝还比较小，不需要多少营养，坚持平时的健康饮食即可。

第 10 周 正式成为胎宝宝

孕妈妈第 10 周日常保健

办公室式养胎法

孕妈妈如果在办公室里做一些简单的布置，就可以舒服地工作，而且，每一点微小的变化都会让孕妈妈的心情愉悦起来。

• 把脚放舒服

孕妈妈可以在办公桌下面放一个鞋盒当作搁脚凳，还可以准备一双拖鞋，需要的时候换上。

• 穿舒适的衣服

可以选择适合孕妈妈的长裤或宽松、舒适的连衣裙。最好选择弹性大的面料，坐下或站起时会比较方便。

> 孕妈妈在工作之余，要去茶水间为自己倒一杯水，稍做休息。

• 请同事帮忙

一些工作可能对于这个时候的孕妈妈来说已经有点难了，那么，就请同事来帮忙吧。为了胎宝宝，他们会很乐意帮助你的。

• 多喝水

在办公桌上准备一个大点的水杯，随时倒满水。

• 调整好座椅的高度

在计算机前工作的孕妈妈容易受到腕管综合征的影响，最好将座椅调整得尽可能舒适些。

• 学会减压

如果工作的压力太大了，就应该尝试采用如深呼吸、舒展肢体、做短距离散步等方法来缓解压力。

• 坦然面对别人的帮助

如果同事小心照顾你，就应该愉快地接受。在你的人生旅途中，这是特殊时期，可以愉快地接受别人的帮助。

第 10 周 问题聚焦

生宝宝费用预算

孕前的费用

为了未来宝宝的健康，备孕妈妈与备孕爸爸在孕前就开始做功课了。备孕妈妈要吃一些营养丰富的食品，如富含蛋白质的鱼、肉类，新鲜水果以及防止胎宝宝畸形的叶酸；备孕爸爸要有选择性地吃一些补品。如果对自己的身体状况不放心，还可到医院做孕前检查，费用一般在千元左右。

孕期花钱大手笔

营养费：从得知自己怀孕的那一刻开始，孕妈妈就会刻意加强自己的饮食营养。瓜果蔬菜、鱼肉蛋奶是一日三餐必不可少的，还有小点心、干果之类的零食，再加上一些补铁、补钙、补锌、补维生素的营养补充剂，是一笔很大的开销。

产检费：怀孕后要定期到医院进行产前检查，以确定胎宝宝的生长发育情况。整个孕期平均要做 10 次产检，费用一般在 1500～2500 元。如果其间发生什么意外，就不止这个数了。

服装费：怀孕 10 个月要经历 3 个季节，从内衣到外衣都要买孕妇专用的，而且每个季节至少要准备两套，这些加起来按照最低标准要 800～1000 元。

交通费：怀孕后，尤其是孕晚期，大腹便便，行动不便。如果没有私家车，那么上下班或外出就免不了打出租车，这也是一项不可忽视的费用。

婴儿用品费：孕期一般会准备一些宝宝出生后需要的用品，如婴儿床、被褥、衣服、奶粉、奶瓶、洗护用品、尿不湿等，这些花费要上千元。

生产费用

顺产：包括接生费、住院费、护理费等，需要 2000～3000 元。

剖宫产：手术费、住院费、药费、护理费在 4000 元以上。

妇产科小词典

医院的待产房有单人间、2 人间或 4 人间，价格当然会有很大差别。顺产住 2 人间或 4 人间就成，不但可以与同屋的孕妈妈做伴聊天，还能省不少钱。

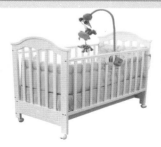

作为婴儿用品之一的婴儿床，其费用也要被孕妈妈考虑到。

孕妈妈第 11~12 周日常保健

孕期谨慎戴隐形眼镜

• 妊娠期戴隐形眼镜的危害

怀孕期间，孕妈妈眼角膜的含水量通常比常人高，所以，这时如果戴隐形眼镜的话，容易因为缺氧而导致角膜水肿，从而引发角膜发炎、溃疡，甚至导致失明。

同时，孕妈妈的角膜曲度也会随着怀孕周期及个人体质而改变，使近视的度数增加或减少。如果勉强戴隐形眼镜的话，容易因为不适而造成眼球新生血管明显损伤，甚至有可能导致角膜上皮剥落。

此外，如果隐形眼镜不干净，就很容易滋生细菌，造成角膜炎、结膜炎等。

• 近视的孕妈妈怎么办

近视的孕妈妈，孕期是一定不能戴隐形眼镜的。还有，这时候的孕妈妈一定会发现眼球变得滑腻腻的，隐形眼镜越来越难戴上去了。所以，孕妈妈最好在产后 3 个月以后再戴。

• 如果一定要戴，选择日抛型

如果有重要活动，孕妈妈一定要戴隐形眼镜的话，那么，一定要做好镜片的清洁保养工作，或者使用日抛型的，用完就扔，这样对眼睛最有利。

爱美的孕妈妈孕期一定要注意眼睛卫生，近视眼的孕妈妈最好选择日抛型的隐形眼镜。

孕妈妈美容有讲究

· 清洁

孕妈妈一定要选择温和、无刺激的产品，比如纯植物油或纯矿物油的卸妆油、婴儿油，不含皂基的洁面皂、婴儿皂，以及适合敏感肌肤的洗面奶、洁面粉等。

· 护肤

孕妈妈的肤质不会因为怀孕而发生非常显著的变化。只要选择经过国家质量认证的护肤品，特别是一些可信度较高的品牌，其中的成分并不会影响到胎儿就可以了。应尽量选用不含香料、不含酒精、无添加剂或少添加剂的产品。

· 控痘

有些孕妈妈在孕期会长痘痘，但抗痘产品中的某些活性成分在怀孕前 3 个月要慎用。

· 防晒

虽然孕妈妈多晒太阳有利于钙的吸收，但也要避免暴晒。可以选用适宜的防晒产品，但要注意尽量选用纯物理防晒产品。

· 防斑

约 1/3 的孕妇会长妊娠斑，但不必太担心，等孩子出生后这些妊娠斑就会自然淡化、消失。若急着消斑反而会徒劳无功，还有可能伤害胎儿。孕妈妈可以在平时避免阳光直射，特别是夏天，要注意防晒。另外，可以多吃一些富含维生素 C 的蔬菜和水果，有助于预防妊娠斑。

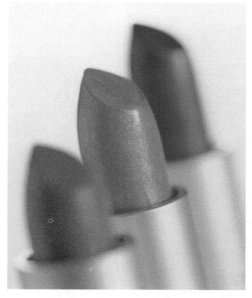

· 不要使用彩妆

孕妈妈这时候就不要使用彩妆了，尤其是唇膏、指甲油等。如果一定要用，以淡妆为宜，吃东西前先把唇膏擦去。

孕妈妈最好不要再用唇膏了，如果必须用，吃东西前先把唇膏擦去。

孕妈妈适当做家务

妊娠期是女性要经历的特殊时期，这时候，孕妈妈就不能像之前那样工作、劳动、生活了。孕早期容易流产，所以，孕妈妈在日常生活中更应该注意自己和宝宝的安全了。

正确姿势很重要

女性怀孕后做家务，如果姿势不当，不但会对自身造成伤害，还会对宝宝的健康不利。

怀孕期间，孕妈妈的腹部重量日增，单靠韧带支撑已经不够，还要靠部分肌肉的帮助。坐下可以减轻韧带和肌肉所受的压力，缓解孕妈妈的腰背酸痛。孕妈妈在坐的时候，可以选择有靠背的椅子，坐下来身体挺直靠在椅背上。

孕妈妈站立时，身体要保持直立，这可以尽量收缩前方的腹壁肌肉，使骨盆前缘上举，避免因倾斜太狠而导致背痛。

孕妈妈这样做家务

扫地

选择一把高度合适的扫帚很关键。扫地时，孕妈妈使用合适的扫帚，腰背保持挺直，慢慢进行，能降低腰背受损的概率。

清洁家具

在清洁家具的过程中，空气中会扬起很多灰尘，其中存在一些致敏原。孕妈妈不加防护地清洁的话，很容易出现诸如打喷嚏、皮肤过敏等反应。所以，孕妈妈在清洁家具时，要戴好口罩，以减少有害物质的吸入。

孕妈妈做家务有益

孕妈妈做些力所能及的家务对身体是有益的。做家务能增强血液循环，促进新陈代谢，有利于孕妈妈和宝宝的健康，此外，还能帮助顺利分娩，降低难产的发生率。

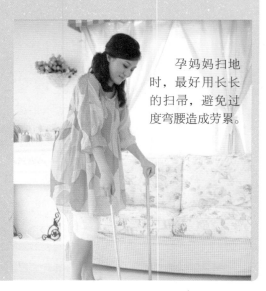

孕妈妈扫地时，最好用长长的扫帚，避免过度弯腰造成劳累。

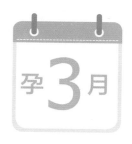

准爸爸要做的事儿

给孕妈妈按摩

随着胎宝宝的长大，孕妈妈的内分泌会发生变化，情绪波动会很大，容易出现紧张、焦虑不安等情绪。准爸爸可学着帮孕妈妈按摩，这样既能促进血液循环，减少不适，也能让孕妈妈感受到准爸爸的暖暖爱意。准爸爸学习下面的简单按摩手法吧。

• 按摩手法

双手放在孕妈妈头部两侧轻压一会儿，帮助放松，再用手指轻揉整个头部。双手轻按前额中央位置，然后向两侧轻扫至太阳穴。轻轻按压眼部周围。

双手放在孕妈妈的下巴中央，然后向上扫至太阳穴。

将食指及中指沿着孕妈妈的下耳部四周前后轻按。

帮孕妈妈洗头发

怀孕期间，孕妈妈可能因为身体不便而无法自己洗头发，准爸爸应主动来帮忙。

最好给孕妈妈选择无刺激性的、适合孕妈妈发质的洗发水。

为孕妈妈洗发时，要轻轻按摩，水温保持适中。

洗完头发后，不要用吹风机吹干头发。准爸爸可以用一条吸水性好、透气性佳、抗菌又卫生的厚毛巾，来为孕妈妈擦干头发。

 妇产科小词典

在按摩前，准爸爸要彻底洗净双手。可在睡前进行按摩，帮助孕妈妈松弛神经，改善睡眠。按摩的时间长短应根据孕妈妈的需要而定，一般每个部位按摩 10 分钟左右。按摩的位置没有特别要求，只要舒适即可。按摩的同时，如果使用宝宝油或无害精油，效果更好。

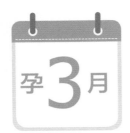

孕3月 营养膳食

孕3月营养指南

在怀孕的第9~12周，胎宝宝进入快速生长发育期，孕妈妈的营养非常关键。

1

孕妈妈适宜多食枸杞子、杏仁等，它们富含钙、磷、钾、锌等微量元素，不仅能补充微量元素，还能增强孕妈妈和胎宝宝的免疫力。

2

在孕9~12周，妊娠反应还是很强烈的，孕妈妈的膳食最好以清淡、易消化吸收为主，可食用一定量的粗粮，如小米、玉米、红薯等。

3

尽量选择自己喜欢的食物，不要刻意多吃或少吃什么。少吃多餐，能吃就吃，进食的喜好有所改变也不要担心。

4

孕妈妈如因妊娠反应严重而影响了正常进食，可在医生的建议下适当补充复合维生素片。同时，在有胃口的时候可多补充些奶类、蛋类、豆类食物，以保证蛋白质的摄入量。

5

孕妈妈要及时补铁，如果铁摄入量不足，就会导致贫血。与此同时，胎宝宝需要靠吸收铁质来制造血液中的红细胞，所以，从这个意义上来说，补铁就是给胎宝宝补血补氧，意义十分重大。初期贫血的孕妈妈，要尽量食补。

孕 3 月重点营养素

·蛋白质

蛋白质是孕妈妈需要大量摄入的营养物质，可以从肉、蛋、奶类中摄取。

·糖类及其他矿物质

糖类是必须摄取的物质。此外，钙、磷等营养素能促进胎宝宝的大脑和骨骼发育，孕妈妈应保证充足的摄入量。

·维生素 B_6

维生素 B_6 在麦芽糖中含量最高，每天吃 1~2 勺麦芽糖不仅可以帮助抑制孕吐，还能使孕妈妈的精力充沛。但不能多食，因麦芽糖有回乳的作用，且含糖量高，多食对孕妈妈的健康不利。

 妇产科小词典

富含维生素 B_6 的食物有香蕉、马铃薯、黄豆、胡萝卜、核桃、花生、菠菜等植物性食物，动物性食物中以瘦肉、鸡蛋、鱼等含量较高。

·镁

镁对胎宝宝肌肉的健康至关重要，还能帮助骨骼发育。如镁摄入不足，会影响到胎宝宝以后的身高、体重和头围大小。孕妈妈可通过多食绿叶蔬菜、坚果、大豆、南瓜、甜瓜、香蕉、草莓、葵花子和全麦食品等来补充。

孕 3 月一日食谱推荐

早餐	午餐	晚餐
（7：00~8：00） 豆浆250毫升，馒头1个，煮鸡蛋1个，凉拌菠菜适量	（12：00~12：30） 米饭100克，清炖鸡汤1碗，青椒炒肉丝100克	（18：00~18：30） 花卷1个，香椿拌豆腐100克，鸡蛋炒蒜苗50克，虾皮紫菜汤1碗
加餐（10：00） 橘子1个，酸奶150毫升	加餐（15：00） 柚子150克	加餐（21：00） 牛奶250毫升，饼干50克

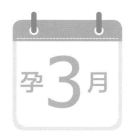

孕**3**月

胎教主题 音乐胎教

音乐有时候比话语更能直接地触及胎宝宝的心灵并起到安抚的效果。播放孕妈妈喜爱的音乐时，胎宝宝也会津津有味地欣赏，心情也会变得愉快起来。

• 1. 在平静的状态下欣赏音乐

孕妈妈坐在舒适的沙发里或躺在床上，在欣赏音乐的同时解除全身的紧张状态。

• 2. 感到厌倦时要立刻停止

从早到晚背负着一定要进行音乐胎教的义务感，强迫听不感兴趣的音乐，都会对胎教产生负面的影响。因此，当孕妈妈感到厌倦时，一定要果断停止。

• 3. 听音乐要照顾到胎宝宝的生活节奏

胎宝宝总是在重复一种睡眠2~3小时后再活动约30分钟的规律生活。为了配合胎宝宝的生活，可以在感受到胎动时，听些比较轻快的音乐，在其沉睡时欣赏比较平静柔美的曲调。

• 4. 将声音控制在胎宝宝能接受的安全范围内

很吵的噪声和突然发出的声响都会给胎宝宝带来压力。胎宝宝最熟悉孕妈妈的心脏搏动和器官运作的声音，所以在音乐胎教时，最好将音乐的大小调整到与其相近的程度。另外，比起从早到晚不停地播放音乐，每天只听1~2小时是比较恰当的。

• 5. 让胎宝宝听听大自然的声音

胎宝宝非常热爱大自然的声音，在听到鸟儿的鸣叫、溪水的潺潺流动及风吹树叶的声音时，孕妈妈内心会感到一阵阵清爽，胎宝宝也会感到舒适。

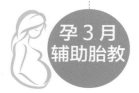

孕**3**月辅助胎教

在孕3月，孕妈妈除了主要做音乐胎教外，还需要情绪胎教、日记胎教作为补充。

情绪胎教

要时时告诫自己不要生气、不要着急、不要烦恼、不要悲伤，宝宝和我在一起，我不是一个人，我要坚强一点、宽容一点。

日记胎教

每天都坚持写日记，记录下宝宝的成长、你的心情、你想要对宝宝说的话，作为给宝宝的第一份礼物。

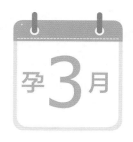

保健运动

孕早期，由于妊娠尚未稳定，孕妈妈运动时要特别注意，幅度不宜过大，频率不宜过高。孕妈妈可以尝试适当做些手操和脚操，以缓解手、脚的不适感。

手操

具体做法：

1. 双手向前伸直，任意抖动 10 次左右（如图 1）。

2. 接着握拳（如图 2）、张开（如图 3），反复练习 10 次左右。

注意事项：

孕妈妈不要强迫自己每天练习多少次，可以根据自己的身体状况，决定练习的次数和时间。

脚操

具体做法：

1. 仰卧，脚跟着地，脚尖向内侧弯曲。

2. 双脚脚心相向。

3. 脚尖再向外侧弯曲。

注意事项：

孕妈妈在练习这套脚操时，应注意练习的次数，不可过分勉强。

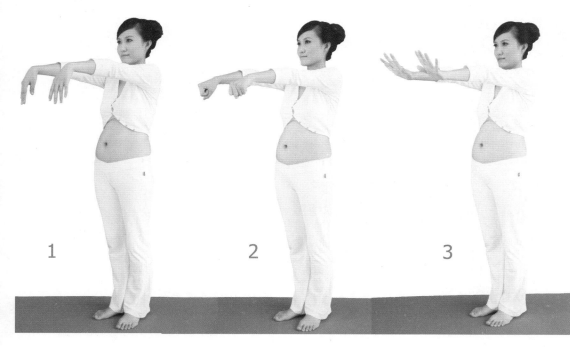

1　　　　　　　2　　　　　　　3

孕4月

13~16周 肚子显山露水了

胎宝宝的生长发育

第13周
能够感受声音了

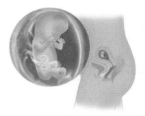

我相当于一只大虾的大小。虽然我还很小，但是我在妈妈的子宫里已经完全成形了。虽然我的耳朵还没有完全发育成熟，但是我已经能够通过皮肤震动感受器来"听"声音。

第14周
布满绒毛的胎宝宝

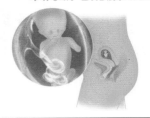

我相当于一个柠檬的大小，我的皮肤上长出了一层细细的绒毛。我的手指、手掌、手腕、双腿、双膝和脚趾已经能弯曲和伸展了，会时不时调皮地动动。

第15周
聆听妈妈的心跳

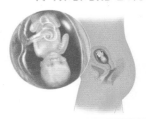

我开始长出眉毛，头发也在继续生长着。骨骼变得坚硬，透过薄薄的皮肤能看见血管。我能通过羊水的震动感受到声音，听到妈妈的声音和心跳。

第16周
会打嗝的胎宝宝

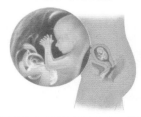

我能在妈妈的子宫中打嗝了，这是呼吸的序曲。不过遗憾的是，妈妈可能听不见我的打嗝声。本周我的成长速度非常快，身长约16厘米，体重80~120克。

孕妈妈身体变化	本周注意事项	产检项目
孕妈妈在耻骨联合上方 2~3 指处可以触及增大的子宫底，用多普勒胎心仪可在耻骨上听到胎心音。孕妈妈乳腺更加发达，静脉曲张变得十分明显。	不要长时间保持同一姿势，否则容易提高早产儿和低体重儿的出生概率；外出回家，一定要沐浴，将自己的身体清洁干净。	检查子宫；检查是否有静脉曲张或皮疹；检查体重及血压；验尿；听听胎儿的心跳声；通过超声波看看胎儿已经发育成形的器官，确认胎儿的数目、胎盘的位置及胎儿的周数；与医生讨论你的疑问。
早孕的不适反应这时已荡然无存，孕妈妈越来越适应怀孕的状态，心情也变得平稳，食欲也跟着好转起来。子宫逐渐增大，原来的衣服开始变得不合体。	均衡饮食，防止诱发肥胖、高血压和糖尿病；均衡摄取优质蛋白质等多种必需的营养成分，多食富含铁质的食物，如动物肝脏、豆类、瘦肉、绿叶蔬菜等。	妊娠 11~13 周，超声要重点检测胎儿颈后透明带的厚度，如果异常增厚，常提示有胎儿染色体畸形，需进行产前诊断。 （以上检查仅供参考，具体产检以医院及医生建议为准）
随着子宫的增大，支撑子宫的韧带会增长，孕妈妈会感觉到腹部和腹股沟疼痛。孕妈妈乳晕颜色变深，乳头增大，呈暗褐色，乳房中已经形成了初乳。	睡觉最好改用侧卧姿势；腹部要注意保暖；日常生活的动作不要过于激烈，运动时要避免突然转向或提速；孕妈妈的皮肤非常敏感，应使用温和无刺激的洁面用品。	
子宫如同小孩的头部一般大小，已能从外表略微看出"大肚子"的情形。乳头和周边皮肤颜色变深，腹部中央靠下的位置出现了深色条纹。大多数孕妈妈从这周开始会感觉到胎动。	开始进行孕中期的唐氏筛查，确认胎宝宝是否患有唐氏综合征等染色体异常的缺陷；最好在上午 10 点、下午 4 点和晚上 9 点进行加餐；多食富含钙、锌、碘等元素的食物。	

第 13 周 能够感受声音了

孕妈妈第 13 周日常保健

可过正常的性生活啦

从这个月开始，胎盘形成，妊娠比较稳定了，性器官分泌物也增多了，这时候，就可以过正常的性生活啦。

• 选择惬意的性交姿势

男上女下式：男方在上面，以双手支撑，这样就不会压迫到女方的腹部了，这种姿势可一直采用到女方腹部隆起过大为止。

女上男下式：孕中期，性生活选择这种姿势比较理想，女方可以控制节奏和插入深度。

侧卧式：女方和男方都侧卧，女方将腿搭在男方的腿上，这样可使腹部免受压迫。

后入式：女方采取跪趴式，以膝部与肘部支撑身体，男方采取跪姿后入式，此姿势不会压迫腹部，也不影响男方对女方的爱抚。

• 孕期性生活的讲究

性交时，如果孕妈妈感到腹部发胀或疼痛，应暂时中断休息一会儿，等胀痛感消失后再继续。如果一种体位不舒服，就换一种体位，让自己的性生活更快乐。

孕妈妈不宜久站久坐

孕妈妈怀孕后，很容易出现下肢和外阴部静脉曲张。静脉曲张往往会随着妊娠月份的增加而逐渐加重，越是到了怀孕晚期，静脉曲张会越厉害。这主要是因为在怀孕后，子宫和卵巢的血容量增加，以致下肢静脉回流受到影响。增大的子宫压迫盆腔内静脉，阻碍下肢静脉的血液回流，使静脉曲张更为严重。

• 静脉曲张的减轻和预防措施

有些孕妈妈因工作或生活习惯经常久坐久站，容易出现下肢静脉曲张。

有的孕妈妈已经出现下肢或外阴部静脉曲张，如果觉得下肢酸痛或肿胀、容易疲倦、小腿隐痛、踝部和足背有水肿、行动不便时，孕妈妈更应注意休息，严重的需要卧床休息，用弹力绷带缠缚下肢，以防曲张的静脉结节破裂出血。一般在分娩后静脉曲张就会自行消退。

? 第 13 周 问题聚焦
预防尿失禁小妙招

孕中期以后，不少孕妈妈会出现令人尴尬的尿失禁。从现在开始积极预防，能减少将来可能出现的局促。

孕妈妈为什么会出现尿失禁

女性在怀孕时，膀胱底部和膀胱颈的位置都会向上移，尿道的长度也会随之增加。这就使得下泌尿道器官和骨盆支撑器官受到不断增大的子宫、羊水和胎儿的挤压。随着腹压的增加，孕妈妈的禁尿能力就减弱了。

预防尿失禁的小动作

为了将来不出现尿失禁，孕妈妈现在就应该开始练习收缩会阴的肌肉了。动作其实很简单，就像憋尿时收紧会阴那样，一收一放为一次，连续 10~12 次，一天可以做 3~4 组这样的动作。

这个动作可以随时随地练习，如等绿灯时，可以夹紧会阴直到灯变颜色为止；也可以在等公交车、看书的时候做，这种动作旁人不会察觉，孕妈妈可以多做做这个简单的小动作。

这样的小动作坚持做下来，能增强尿道、阴道、直肠附近肌肉的伸缩性，也能增强骨盆的支撑力。

饮食调节尿失禁

在生活中，要多吃水果、高纤维食物，多喝水，以防止便秘。孕妈妈的体重也要控制好，不要增加得太多。多数妊娠尿失禁患者在产后就能自动复原，所以，妊娠期不要考虑用药物和手术方式治疗，多做肌肉练习，多吃健康食物就可以了。

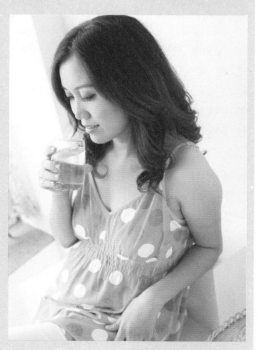

孕妈妈喝水能防止便秘，降低尿路感染的概率。

第14周 布满绒毛的胎宝宝

孕妈妈第14周日常保健

孕妈妈要防止小腿抽筋

• 发生小腿抽筋的原因

孕妈妈抽筋多是缺钙所致。尤其在孕中晚期，孕妈妈的钙需求量明显增加，一方面是由于母体的钙储备需求增加，另一方面是由于胎儿的牙齿、骨骼钙化加速。当孕妈妈钙摄入量不足时，胎儿就会摄取母体骨骼中的钙，导致孕妈妈发生抽筋、腰酸背痛等症状，甚至会导致骨软化症。另外，妊娠期腹内压力的增加，会使血液循环不畅，这也是造成腿抽筋的原因。一般来说，夜间的血钙水平比日间的要低，所以，孕妈妈经常会在夜晚出现小腿抽筋的不适现象。

抽筋的时候，自下而上揉一揉小腿和脚部，就会感觉舒服多了。

• 小腿抽筋巧应对

一旦发生小腿抽筋，孕妈妈可先轻轻地自下而上按摩小腿肚，再按摩脚趾及整个腿。还可以将足趾用力向头侧或用力向足跟下蹬，使踝关节过度屈曲、腓肠肌拉紧，就能缓解抽筋症状。若抽筋仍未缓解，则把脚浸泡在温水里并热敷小腿，扳动足部，一般就能缓解抽筋。

• 预防小腿抽筋

1. 孕妈妈要进行适量的户外活动，多接受日光的照射。

2. 饮食要多样化，多吃富含钙质的食物，如海带、芝麻、豆类等。另外，每天1杯奶也是必不可少的。

3. 睡觉时调整好睡姿，采用最舒适的侧卧位。伸懒腰时注意两脚不要伸得过直，并且要注意下肢的保暖。

4. 注意不要让腿部肌肉过度劳累，不要穿高跟鞋。睡前对腿和脚进行按摩。

5. 睡前可以把生姜片加水煮开，待温度降到脚可以承受时用来泡脚。

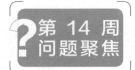

日常生活检测

怀孕期间，有能做的事情，也有不能做的事情，像购物或搬家等日常生活中经常发生的事情不可避免。假如是不得不做的事情，最好调整好时间，减轻身体负担。

日常行为	孕早期	孕中期	孕晚期	备注
上夜班或过度疲劳、熬夜	绝对不可	不可	绝对不可	不能因怀孕改变生活节奏，不要过度疲劳。初期有流产的危险，后期有早产的可能。
抬举重物	谨慎	不可	绝对不可	腹部越是隆起，负担越重。一定要避免做腰部用力的事情。
搬家	谨慎	不可	绝对不可	可能的话尽量避免。非做不可的话，最好在怀孕 28 周前。
站着或坐着长时间干活儿	谨慎	不可	绝对不可	要尽量避免长时间干活儿。要保证休息的时间。
喂养猫狗等宠物	不可	不可	不可	怀孕期间最好不要喂养或密切接触任何宠物。
干吃力的家务活儿	不可	不可	绝对不可	避免洗涤窗帘、桌布等大型物件，或为红白事进行的大量准备和事后洗刷工作。
蹲着干活儿	不可	不可	绝对不可	绝对不能采取蹲着的姿势，应该平稳地坐着干活儿。
蒸汽室和桑拿浴	不可	不可	绝对不可	怀孕期间最好避免去蒸汽室和桑拿浴等场所。
化妆	可以	可以	可以	化妆可帮助调节情绪，但化妆品最好选纯植物的。
购物	可以	可以	可以	购物要简单，时间不要超过 1 小时。购物过程中累的话，要注意休息。在眼疾、流感等肆虐的时期，绝对不要到人多的地方去。

（续表）

日常行为	孕早期	孕中期	孕晚期	备注
骑自行车或摩托车	谨慎	谨慎	绝对不可	容易刺激到子宫，如果不慎摔倒，还会伤及腹部。
去大众浴池	不可	可以	绝对不可	怀孕期间，淋浴的水温应保持在 38.5℃以下，淋浴时间控制在 20 分钟以内。禁盆浴。
憋大小便	绝对不可	绝对不可	绝对不可	想去厕所的时候就及时去，不能硬憋，尤其是小便，硬憋是非常不好的。
乘坐公共交通工具	可以	可以	谨慎	尽量避开车辆高峰时间。妊娠反应严重的孕妈妈在怀孕初期乘坐公共交通工具，会觉得更加难受。
长时间坐在电脑前	谨慎	不可	绝对不可	最好定时站起来做一些简单的运动，以保持血液循环畅通。
夫妻吵架	不可	不可	绝对不可	避免夫妻吵架，保持良好的情绪。
有氧运动	小心	可以	谨慎	怀孕后不要做过于激烈的运动，以轻柔、柔和的孕妇操等为主。
游泳	谨慎	可以	不可	游泳池中的水一般都比较凉，怀孕初期和后期都应该避免。怀孕后期游泳不但会造成子宫收缩，还容易发生感染等危险。
打网球	不可	不可	绝对不可	孕妈妈身体笨重、行动迟缓，所以无法再奔跑，容易发生摔伤，导致流产及早产等。
登山	谨慎	可以	不可	不要太激烈，在妊娠中期保持适量的运动（如登较平缓的山）会有一定的积极影响。不过在后期会带来不利影响。

孕妈妈第 15 周日常保健

孕妈妈要做唐氏筛查

一般情况下，孕妈妈在怀孕第 15～20 周，会进行一次唐氏综合征产前筛选检查，即唐氏筛查。唐氏综合征又称先天性痴呆或智障，是一种最常见的染色体疾病。

一般，唐氏筛查会抽取孕妈妈 2 毫升血液，检测血清中甲型胎儿蛋白（AFP）、人绒毛膜促性腺激素（HCG）和游离雌三醇（UE3）的浓度，然后再结合孕妈妈的预产期、年龄、体重和采血时的孕周，计算出"唐氏儿"的危险系数。

· 为什么要做唐氏筛查

唐氏筛查适于 35 岁以下孕妇进行，一般只能筛检出 60%～70% 的唐氏综合征患儿，只能判断胎儿患唐氏综合征的概率，但不能确定胎儿是否患上唐氏综合征。而且，即使化验结果提示低风险，也不能保证胎儿一定不会患病。如果是高风险孕妈妈，还要进行羊水穿刺检查，如果检查正常，才能排除唐氏儿的可能。但是羊水穿刺或绒毛检查有可能导致流产。

· 诱发唐氏综合征的因素

年龄因素

唐氏综合征与孕妈妈的年龄有很大关系。35 岁以上的孕妈妈是高危人群，其唐氏阳性率为 44%，而 35 岁以下的为 6%。另外，如果准爸爸的年龄超过 39 岁，其孩子患唐氏综合征的风险也要高于正常人。因此，35 岁以上孕妇建议直接做羊水穿刺产前诊断，而不适宜做唐氏筛查。

孕妈妈的年龄与唐氏综合征发生率

孕妈妈的年龄	怀有唐氏儿的概率
20 岁	1：1667
30 岁	1：952
35 岁	1：378
40 岁	1：106
45 岁	1：30

其他因素

有研究显示，孕前和孕期的病毒感染也是诱发唐氏综合征的原因之一。此外，环境污染，有害物质，吸烟、喝酒等不良嗜好也容易使精子和卵子发生畸变。

第 15 周 问题聚焦

轻松吃掉黄褐斑

怀孕后，孕妈妈内分泌异常，再加上其他因素的影响，如使用化妆品、过多照射紫外线等，往昔白皙的脸庞容易出现黄褐斑。其实，黄褐斑的形成与孕期饮食有着密切关系，如果孕妈妈的饮食中缺少一种名为谷胱甘肽的物质，皮肤内的谷氨酶活性就会提高，从而导致黄褐斑"大举入侵"。那么，孕妈妈该如何吃才能轻松有效地吃掉黄褐斑呢？下面介绍几种简单实用的方法，能够帮助爱美的孕妈妈重获美丽。

牛奶

抗斑指数：★★★★★

牛奶素有"绿色护肤品"之美誉，有改善皮肤细胞活性、延缓细胞衰老、增强皮肤张力、刺激皮肤新陈代谢、保持皮肤润泽细嫩等功效。牛奶营养丰富，富含各种蛋白质、脂肪、维生素、矿物质，尤其是含有较多 B 族维生素，能滋润肌肤，保护皮肤无裂痕，使皮肤光滑白嫩。牛奶中含有的铁、铜、维生素 A，有美容养颜之功效，可使皮肤保持光滑滋润。此外，牛奶中的乳清能消除面部皱纹，所以牛奶是天然的护肤品。

贴心提示：牛奶不易消化，故不宜空腹喝牛奶。

猕猴桃

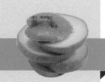

抗斑指数：★★★★★

猕猴桃富含维生素 C、维生素 E，不仅能美丽肌肤，还能抗氧化，能有效增白皮肤，增强皮肤的抗衰老能力，消除黄褐斑。

贴心提示：脾胃虚寒的孕妈妈不可多吃猕猴桃，容易造成腹泻。

番茄

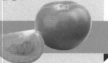

抗斑指数：★★★★★

番茄具有美容功效，番茄所含谷胱甘肽是维持细胞代谢不可缺少的物质，能抑制谷氨酶的活性，使沉着于皮肤和内脏的色素减退或消失，起到预防黄褐斑的作用。将番茄捣烂取汁液，加少量蜂蜜和新鲜黄豆粉调匀，涂于面部和手臂，15分钟后洗净，经常使用能淡化色斑。常喝番茄汁，或者用番茄汁洗脸，可使面容光泽红润。

贴心提示：番茄性寒，若空腹食用，容易造成腹痛。

孕妈妈第 16 周日常保健

孕妈妈要注意预防感染

孕妈妈感染病毒和细菌后，胎儿的身体发育会受到影响。受到感染时，孕妈妈的高热会使体内血液中的含氧量不足，导致宝宝缺氧，出现流产或死胎。

• 孕妈妈要重视腹泻问题

一般来说，孕妈妈比较容易发生便秘，往往是隔日或数日大便一次。如果孕妈妈在妊娠期间，每日大便次数增多，便稀，伴有肠鸣或腹痛，这是腹泻的表现，要引起孕妈妈的重视。

孕妈妈发生腹泻的常见原因有肠道感染、食物中毒性肠炎和单纯性腹泻等。

对于单纯性腹泻，可以用止泻药来治愈，不会对孕妈妈造成伤害。

对因肠道炎症引起的腹泻，孕妈妈大便次数会明显增多，比较容易引发子宫收缩甚至流产，应去医院请教医生。

患有食物中毒性肠炎更应立即去医院检查，否则会对妈妈、宝宝的健康造成威胁。

• 防治妊娠期滴虫性阴道炎

孕妈妈如果患有妊娠期滴虫性阴道炎，会发现白带增多，且呈黄绿色或灰黄色，伴有臭味，严重的还混带着血液。具体防治措施如下：

1. 妊娠前应进行妇科病的检查，如发现滴虫，夫妻都要积极治疗，能有效防治妊娠期滴虫性阴道炎。

2. 性交的时候要使用安全套，这样做是为了防止夫妻交叉感染、反复感染。如有需要，准爸爸也要去医院做检查。

3. 孕妈妈可以使用甲硝唑阴道栓剂，每晚睡前清洗外阴后，置入阴道深处1枚，10 日为 1 个疗程。准爸爸可服甲硝唑，每次 0.2 克，一日 3 次，7 天一个疗程，同时治疗。

4. 在治疗的过程中，为了防止重复感染，内裤、毛巾、浴巾应用 60℃以上的热水浸泡或煮沸 5～10 分钟，以消灭病原体。妊娠早期，孕妈妈不要服用驱虫药，否则易导致宝宝畸形。

5. 多吃糖会导致血糖或尿糖偏高，阴道内糖原增加，酸度增高，酵母菌大量繁殖，从而引发阴道炎。

双胞胎这样养胎

双胞胎出现的概率并不高，若怀了双胞胎，是件非常幸运的事情。但是怀双胞胎风险也高一些，孕妈妈应该从营养、保养等方面加以注意。

双胞胎妈妈的营养需求

双胞胎妈妈需要更多的热量来满足胎宝宝的需要，需要摄入足够的蛋白质、维生素，还要加服铁剂、钙剂、叶酸，以免发生贫血。当然，在服用铁剂和钙剂之前，还需要具体咨询医生。

双胞胎妈妈要服用一些维生素补充剂，还要补充能使肌肉放松的镁元素和帮双胞胎孕妈妈抵抗细菌和病毒感染的锌元素。

双胞胎妈妈贫血的概率高达 40%，一定要重视。

双胞胎妈妈怎样预防意外

双胞胎妈妈容易出现合并高血压疾病、仰卧位低血压综合征及胎宝宝宫内生长迟缓等症状，所以一定要定期进行产前检查，尽早发现情况及时治疗。

在孕 28~37 周，卧床姿势最好采取左侧卧，注意避免劳累，多卧床休息，对减轻压迫症状、增加子宫的血流量、预防早产都很有好处。

怀了双胞胎，容易导致腹部过度膨大，往往难以维持到足月而提前分娩。所以，双胞胎的孕妈妈最好提前住院待产，以保证顺利分娩。

双胞胎孕妈妈如何运动

双胞胎孕妈妈运动以散步和静养为主，其他的运动方式应在医生的建议下进行。但很多医生建议怀双胞胎的孕妈妈在怀孕 20 周后要减少运动量，怀单胎的孕妈妈则可到 28 周。

如果出现下面的症状，应马上停止运动：

感觉到出现宫缩的症状；

感觉到骨盆受到压力；

阴道出血；

出现水肿，特别是脚开始肿胀。

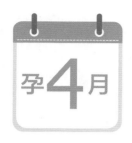 # 孕4月 准爸爸要做的事儿

孕妈妈和胎宝宝的生活环境是非常重要的，现在，来营造一个舒适温馨的居家环境吧。

控制好室内的温度

将室内的温度控制在 20~22℃，温度如超过 25℃ 会让人感到烦躁不安、精神不振、头昏脑涨；如低于 10℃ 会使人懒于活动，出现精神抑郁，对胎宝宝的生长发育不利。

控制好室内的湿度

将室内的湿度调节为 50% 左右，房间太干燥，会感觉口干舌燥、喉痛、流鼻血或便秘等；湿度过高，房间内的衣被易潮，会引起皮肤过敏、肢体关节酸痛、水肿等，甚至还会出现消化功能失调。

及时除螨灭蟑

螨虫容易引起过敏性哮喘、过敏性鼻炎和虫咬性皮炎等疾病，蟑螂能携带的细菌病原体有 40 多种，会严重危害孕妈妈和胎宝宝的健康。螨虫在地毯、枕巾、浴室的湿毛巾和屋子角落的灰尘里等地栖息着，准爸爸要认真打扫和清洗这些地方。

选购高质量的木质家具

一般来说，劣质家具中含有苯、甲醛、铅等化学物质，容易让人感觉头晕、恶心，最好购置原木家具。还可在家具外面喷一层密封胶，防止甲醛气体的发散。

延迟房屋装修

装修材料中有甲醛、苯、氨等有害物质，易损害孕妈妈和胎宝宝的健康。因此，孕期最好不要装修房子。如需要装修，要选择环保、无污染的材料。装修后要闲置 3 个月再入住。入住前最好能请环保机构进行空气质量检测，保证家人的健康。

 妇产科小词典

在空气干燥的秋冬季节，可以在房间内放上一盆水或在房间内洒点水，也可用空气加湿器。湿度过高可以开窗通风换气。

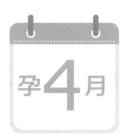

孕4月 营养膳食

孕 4 月营养指南

到了孕 4 月，孕妈妈感觉比较舒适了，早孕反应慢慢消失，食欲大增。这时，胎宝宝生长迅速，需要充分的营养。

1

孕妈妈须增加能量和各种营养素，来满足胎宝宝身体各系统发育中进行的大量复杂的合成代谢的需要。

2

蛋白质、钙和铁等的摄入量也要增加，这能促进胎宝宝的血、肉和骨骼的生成。

3

孕妈妈每天饮用6~8 杯水，其中果汁的量控制在 2 杯以内，因为果汁甜度太高，对胎宝宝的骨骼发育不利。

孕 4 月重点营养素

孕 4 月的胎宝宝正在迅速生长，需要的营养物质更多，孕妈妈要摄入更丰富的营养，源源不断地供给新生命。

• 蛋白质

孕妈妈每天应增加 15 克蛋白质的摄入，达到 75~95 克。饮食中应增加鱼、禽、肉、蛋、豆制品等富含优质蛋白质的食物。特别是对于早孕反应严重、不能正常进食的孕妈妈，更应多摄入优质蛋白质。

• 热量

从现在开始，孕妈妈必须增加热量和各种营养素，来满足胎宝宝的生长发育。孕中期热量每日增加约 200 千卡。

• 维生素

孕妈妈应增加维生素 A、维生素 D、维生素 E、维生素 B$_1$、维生素 B$_2$ 和维生素 C 的供给，来帮助对铁、钙、磷的吸收。维生素 D 能促进钙质的吸收，每日最好能补充 10 微克。孕妈妈应多食各种蔬菜和水果，如番茄、茄子、白菜、葡萄、橙子等。

• 矿物质

钙、铁等成分对生成胎宝宝的血、肉、骨骼起着重要作用，需求量比平时大得多。每天对钙的需求量为 1000 毫克，铁增加至 25 毫克，其他营养素如碘、锌、镁、铜、硒等也要适量摄取。

妈妈好气血，宝宝更健康

中医认为："气血充实，则可保十月分娩，子母无虞。"这表明孕妈妈应该为了自己和宝宝的健康多补气血。补养身体最好的办法就是食补，平和、方便又有效。

脾胃较虚弱的孕妈妈：适宜多吃山药、莲子、薏米、白扁豆等，能健脾胃。

血虚、贫血的孕妈妈：可以多食枸杞、红枣、红小豆、动物血、动物肝脏等，能补益气血。

容易疲劳、感冒的孕妈妈：可用黄芪、西洋参等来补气血。

肾虚、经常痛经、腰痛的孕妈妈：可以多吃桂圆肉、核桃、猪腰等食物。

孕 4 月一日食谱推荐

早餐	午餐	晚餐
（7：00~8：00）	（12：00~12：30）	（18：00~18：30）
热汤面1碗，馒头1个，鸡蛋1个，凉拌黄瓜100克	米饭150克，凉拌番茄100克，猪蹄香菇炖豆腐适量	鸡蛋炒莴笋适量，肉末烧豆腐适量，虾皮烧冬瓜适量，猪肝粥1碗，花卷2个
加餐（10：00）	加餐（15：00）	加餐（21：00）
猕猴桃1个，酸奶150毫升	鲜榨橙汁200毫升	牛奶200毫升，手指饼干4根

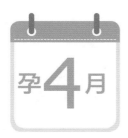

孕4月

胎教主题 阅读胎教

孕妈妈和准爸爸一起读读书，父母与胎宝宝之间的亲子关系会得到加深，孕妈妈和准爸爸之间的爱情也会变得更加浓厚。让全家一起度过这充满幸福感的胎教时间吧。

• 1. 将看到的故事用口语讲述给胎宝宝听

在读书的时候，孕妈妈可以将书中的内容讲给胎宝宝听，这对孕妈妈和胎宝宝都是愉快的体验。

• 2. 在抚摸腹部的同时朗读

孕妈妈可以在抚摸腹部的同时读书，这样能给胎宝宝带来一种温暖的感觉，使阅读胎教的效果倍增。

• 3. 每天坚持进行

阅读胎教最好要每天坚持，才能获得成效，往往在晚上 8 点最为合适，胎儿的睡眠时间很长，听觉神经最为敏感的时段就是晚上 8 点左右，准爸爸和孕妈妈最好在这个时间段来一起进行阅读。

• 4. 讲解书中出现的事物

胎宝宝对整个世界可谓一无所知，因此他会很自然地对书中出现的事物产生好奇，因此，孕妈妈可以将书中出现的事物进行亲切而又生动的讲解。

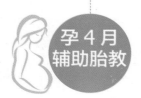

孕4月辅助胎教

在孕 4 月，孕妈妈除了主要做阅读胎教外，还需要音乐胎教、美育胎教作为补充。

音乐胎教

孕妈妈可以播放大提琴独奏曲、低音歌声和乐曲等，还可哼唱几首自己喜爱的抒情歌曲，这样也能让宝宝感到愉悦和满足。

美育胎教

孕妈妈可以选择一些世界名画、飘逸潇洒的书法作品等来欣赏，让宝宝感受到艺术的魅力。

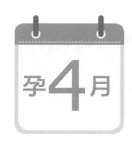

保健运动

孕**4**月

　　这个阶段直到分娩前，胎儿发育比较稳定，孕妈妈可以适当做做孕妇操了，可以促进血液循环，增强腹部及骨盆、肌肉张力，缓解紧张情绪，为以后的自然分娩打好基础。

锻炼腹肌

　　1. 仰卧在床，单腿屈起、伸展，再屈起、伸展，如此循环，左右各 10 次。

　　2. 双膝屈起，单腿上抬、放下，再上抬、放下，如此，左右各 10 次。

　　3. 仰卧在床上，屈起双膝，将手指立于与嘴 30 厘米处。把手指看作蜡烛，为吹灭烛焰而用力呼气。

锻炼骨盆

　　1. 仰卧在床上，单膝屈起，膝盖慢慢向外侧放下，左右各 10 次。

　　2. 双膝屈起，左右摇摆至床面，慢慢放松，左右各 10 次。

　　3. 笔直坐在床上或垫子上，双脚脚掌相对，用手将双脚拉近身体，双膝上下活动，宛如蝴蝶振翅。重复做 10 次。

做孕妇操的注意事项

　　孕妇操只有每天坚持才会有效果，所以孕妈妈在日常生活中一定要勤锻炼。做孕期体操时，要注意以下几点：

　　1. 刚开始做操时不可勉强自己，做操次数可依个人身体状况而定，以后可逐日增加运动量。

　　2. 原则是：做完第一遍后如果感觉累，就应当停下来或适当减少运动量。运动适量的感觉为身体微微发热，稍有困意。

　　3. 腹胀、生病等身体不舒服时，可以暂停或酌减体操的种类、次数和强度。

　　4. 早晨不宜做操，沐浴后可以。

　　5. 不做对孕妈妈自身或胎儿的健康发育不利的运动。

孕5月

17~20周

能够感受到胎动了

胎宝宝的生长发育

第17周
长脐带的胎宝宝

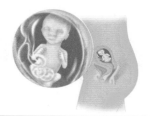

我相当于一只香瓜大小。我开始有了脐带，长得更粗壮了。现在的我如婴儿般可爱，皮肤红扑扑的。我特别喜欢用手抓住脐带玩，有时会抓得特别紧，以至于只有少量氧气输送。

第18周
小小运动狂热者

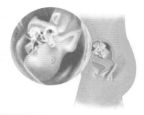

这周开始我进入了最活跃的阶段，一刻不停地翻转着、扭动着以及拳打脚踢着，这充分表明我的健康状况良好。我的心脏运动也变得活跃起来，循环系统也进入了发育的状态。

第19周
感官发育关键期

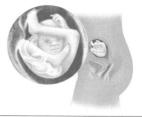

我相当于一个小番瓜大小。本周是我感官发育的关键时期：我的大脑开始划分出嗅觉、味觉、听觉、视觉和触觉的专门区域，并且这些区域迅速发育。

第20周
可以回应外界刺激

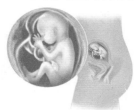

本周我的听觉器官迅速发育，可以听到外界较强的声音，对外界刺激也有所"回应"了，此时是进行音乐胎教的黄金时期。孕妈妈可以明显地感觉到胎动了。

孕妈妈身体变化	本周注意事项	产检项目
现在孕妈妈的体重增加了 2~5 千克。子宫开始变得更大更重，子宫底在脐下 3~4 指，子宫周围组织的负荷也更重，当孕妈妈正常运动时，子宫两侧会产生疼痛的感觉。	由于进入了安全时期，可以在一定限度内做运动；在保证营养的基础上控制体重的增长，若感到疲劳需要进行充分的休息。	检查子宫高度；听听胎儿的心跳；进行羊水穿刺产前诊断；评估胎儿的活力：胎儿多久动一次；进行血生化三联筛选，看看胎儿 21 三体、18 三体和神经管畸形的风险概率；检查皮肤和乳房；检查手、脚有无肿胀和静脉曲张；检查体重和血压；验尿。
有的孕妈妈皮肤和发质会得到明显改善；腰部、肩部会感到疼痛。有的孕妈妈会有鼻塞、鼻黏膜充血和出血症状，这与孕期内分泌变化有关，可以适量吃些凉血的食物来缓解。	随着子宫变大，这时候特别容易引发膀胱炎，从而导致早产或生出低体重儿，需要特别注意；孕妈妈应少食多餐，既能补充充足的营养，又能缓解胃胀的感觉。	（以上检查仅供参考，具体产检以医院及医生建议为准）
孕妈妈在这周的新陈代谢会加快，血流量明显增多。臀部和肋部会变得较为丰满，乳房的重量可能超过 180 克。大量的雌激素会使少数孕妈妈的脸上出现妊娠斑和黑斑。	孕妈妈注重内在调养，避免外界干扰，保证自己和胎宝宝的健康；注意摄取充足水分，随时注意是否会出现水肿、阴道出血等症状；多食富含钙质的、能帮助胎宝宝骨骼发育的食物。	
孕妈妈肚子已经很大了，子宫有成人头那样大小；面部、乳晕、外阴部的色素继续加深，乳房和臀围变大，体重相对孕前约增加 3.74 千克。乳房开始分泌出少量淡色液体。	孕妈妈前期的孕吐已经完全消失，但如果胎盘或孕妈妈的身体出现异常情况，仍可能发生流产；孕妈妈如果感觉到胎动了，一定要记录下来，这是了解胎宝宝发育状况的最佳方法。	

第 17 周 长脐带的胎宝宝

孕妈妈第 17 周日常保健

孕妈妈如何让自己不失眠

怀孕后，孕妈妈雌激素和孕激素的水平都会大大上升，容易导致内分泌发生紊乱，身体一时半会儿承受不了这种变化，就会有一系列问题出现，如失眠、烦恼等。可采用以下方法避免失眠：

• 营造良好的睡眠氛围

选择家中安静的房间作为卧室，布置得温馨点，营造一个舒适的氛围。将灯光调得暗一些，挂上厚厚的窗帘或者贴上隔声壁纸来隔绝噪声。此外，不要在卧室里看电视，或在床上看书、工作，这些都是导致入睡困难的原因。

• 睡前喝杯牛奶

牛奶含有色氨酸和肽类，能促进大脑细胞分泌出使人昏昏欲睡的神经递质——5-羟色胺，能调节人体生理功能，让人感觉舒适，疲劳顿消。

• 睡前不要吃东西

睡前2小时不要吃难以消化的食物，否则，肠胃消化食物所产生的气体会滞留体内，影响睡眠，而且，睡前饱食容易囤积脂肪，造成肥胖。晚饭最好安排在睡前4小时左右，不要吃得过饱。

• 保持心情平静

临睡前，可以适当听听音乐、散散步，定时上床睡觉。

• 放松身体

每天晚上洗个温水澡或用热水泡泡脚，让身体得到放松，自然能轻松入眠。

• 选择侧卧睡姿

最好能保持侧卧的习惯，以促进血液回流，减轻心脏负担，提高睡眠质量。

第 17 周 问题聚焦

孕妈妈鼻出血别着急

鼻出血是孕期较为常见的一种现象。怀孕后，孕妈妈身体内部会分泌出大量的孕激素，使得血管扩张、充血，加上鼻腔黏膜血管丰富，血管壁薄，所以十分容易破裂而引起出血。

如何预防鼻出血

提高空气湿度。干燥的环境容易使鼻黏膜血管受到损伤，最好使用加湿器来提高空气湿度。

不要挖鼻孔。坚硬的指甲容易损伤鼻腔黏膜和毛细血管，引起鼻出血。鼻孔内如有鼻屎，可以用水浸湿，再用棉签轻轻擦出。

增加维生素 C 的摄入量。维生素 C 是合成胶原蛋白所必需的物质，胶原蛋白能帮助呼吸道里的黏液附着，让孕妈妈的鼻窦和鼻腔内产生一层湿润的保护膜。

增加维生素 K 的摄入量。维生素 K 在孕妈妈体内能起到正常凝血的作用。海带、菠菜、香菜、甘蓝、菜花、酸奶等食物中富含维生素 K。

鼻出血后如何处理

试着将血块擤出。堵在血管内的血块会使血管无法闭合，当你去除血块后，血管的弹性纤维才能收缩，使流血的开口关闭。

坐在椅子上，用手指捏紧鼻子，身体向前倾，不要躺下或仰头，否则，血液容易流到喉咙中。

在两个鼻孔中各塞入一小团干净的湿棉花，然后捏住鼻孔，持续压紧 5~7 分钟，能起到止血的作用。如仍未止血，再重复塞棉花和捏鼻子的动作。

用毛巾包裹住冰块，冷敷鼻子、脸颊和颈部，让血管收缩，减少流血。

鼻血止住后，在鼻孔内涂抹一些维生素 E 软胶囊液，能促进伤口愈合。

做好上述处理后，最好能躺下来休息一会儿。一周之内不要挖鼻孔，否则，容易剥落结痂，鼻出血会再次发作。

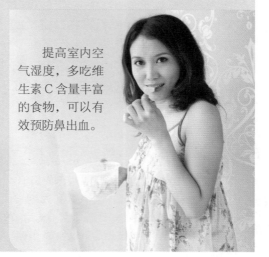

提高室内空气湿度，多吃维生素 C 含量丰富的食物，可以有效预防鼻出血。

第 18 周 小小运动狂热者

孕妈妈第 18 周日常保健

孕妈妈使用空调须知

随着宝宝不断长大，孕妈妈会越来越怕热，特别是在夏天的夜里，动不动就会出一身汗。孕妈妈是可以使用空调的，但要适度，否则，诸如感冒、咳嗽、关节酸痛、头晕等不适就会不期而至。

• 要经常换气

空调房一般都是比较密闭的，湿度较低，空气质量会下降，细菌、病毒繁殖得比较快。所以，孕妈妈还是少待在空调房为好。即使使用空调，也应该经常开窗换气，这样能确保室内外空气的对流交换。

一般，开空调 1~3 小时后关上，打开窗户将室内的空气排出，让室外的新鲜空气进来。

• 温度别太低

孕妈妈最好将空调的温度设定在23~28℃，避免过凉导致感冒，感觉室内微凉就可以了，切忌温度太低，否则室内外温差太大。孕妈妈皮肤的毛孔比较大，容易受风，因此，孕妈妈不要正对着空调。此外，在空调房中，孕妈妈要用毯子盖着肚子，避免腹部着凉。

降温的选择不只有空调

相对于空调，电风扇的降温效果虽然不好，但安全性高些。可以用近似自然风的档位间断地吹，同时也要避免电扇直吹着孕妈妈。

不论是用空调还是电扇，都要控制好时间。长时间吹电扇或空调容易导致孕妈妈出现头晕头痛、疲乏无力等不适。

妇产科小词典

很多人喜欢用电热毯取暖，但孕妈妈不宜使用。否则，会影响腹中宝宝的大脑发育。

电热毯在接通电源后将电能转化为热能时，会产生电磁场，电磁场的辐射会影响宝宝的细胞分裂，容易导致各种器官畸形，同时，对宝宝的大脑发育也不利，使出生的宝宝智力低下。所以，为了宝宝的健康，孕妈妈还是勇敢地对电热毯说"不"吧。

第 18 周
问题聚焦
高龄调理好照样幸孕

年龄在 35 岁以上的孕妈妈存在着早产、妊娠高血压疾病和畸形儿的危险，所以要特别注意孕期保健。

定期检查、保持良好生活方式，也能快乐孕育

由于在 35 岁以后，身体机能会有所下降，高龄产妇的孕期症状可能会更加明显，如更加容易感到疲倦，妊娠期的水肿、疼痛也更加严重，而且妊娠期糖尿病、妊娠高血压的发生率也相对高一些。

不过，对大部分孕妈妈来说，只要定期接受检查，并在生活方式上予以注意，或者在需要的情况下，进行药物控制，这些症状都可以得到控制，并不会影响到胎宝宝。

所以，保持良好的生活方式，同样可以像二十几岁的孕妈妈那样，享受快乐的孕期生活。

高龄孕妈妈必做的 3 次 B 超

高龄孕妈妈怀孕不易，对于她们来说，胎儿的健康是最为重要的。医生已经可以在孕妈妈怀孕 5 个月时及时发现许多先天性缺陷的胎儿。有些情况下，可以在出生前或分娩后进行治疗。

大龄孕妈妈必须做的 B 超检查一般有 3 次，分别在孕 11~13 周、孕 20~24 周和孕 28~32 周。这 3 次检查可以进一步确定怀孕日期、严重的形态和结构发育异常情况，如严重腭裂和脏器异常。

高龄孕妈妈应注意这些事项

32 周后应停止工作

很多医生建议，高龄孕妈妈在孕 32 周后就不应该再工作了。因为这时候，高龄孕妈妈的心脏、肺脏及其他重要器官的负担已经很重了，如果继续工作，它们就必须更加辛苦地运作，同时还会对脊柱、关节和肌肉造成沉重的负担。所以，这时候要好好休息。

管住嘴

不要吃一些不干净的食物，也尽量少吃下列食物：白糖、糖浆、糖果、巧克力、可乐及其他添加甜味素的果汁饮料、水果罐头、人造奶油、冰激凌等。

在正确的时候住院

住院时间根据医生建议来定。过早住院，会让孕妇和家人产生不必要的心理压力，结果导致产程过长，因此，有些孕妈妈就要求剖宫产。

第 19 周 感官迅速发育

孕妈妈第 19 周日常保健

缓解疲劳

孕妈妈一个人身挑两副担子，非常容易疲劳。所以，孕妈妈要学会及时休息，缓解疲劳。

1. 孕妈妈在妊娠期间，可能总想上厕所，千万不要因为正在忙着就忍着不去，这样对身体不利。

2. 即使工作中的孕妈妈没有感到疲劳，也要1小时休息一次，哪怕是5分钟也好。如果条件允许，最好能到室外或阳台上去呼吸一下新鲜空气，活动一下身体。

3. 需要长时间坐着的孕妈妈可以在脚下垫上小凳子，这样能够抬高脚的位置，避免水肿的发生；可以不时地转变姿势，伸展四肢，缓解疲劳。

4. 冬季，办公室或卧室里暖气过热，空气不新鲜，很容易让孕妈妈感到不舒服，最好能够时常开开窗，换换气。孕妈妈最好能在晚上睡觉前和早上起床后开窗、开门，使室内外的空气对流。

5. 随着宝宝慢慢长大，孕妈妈的血液循环加重。孕妈妈在突然站立、向高处伸手放东西或者拿东西时，有可能眼花或脑缺血，从而容易摔倒，所以，孕妈妈的一切行动都要采取慢动作，慢慢进行。

6. 孕妈妈可以闭目养神片刻，然后用手指尖按摩前额、两侧太阳穴和后脖颈，每处按摩16下，有健脑的作用。

孕妈妈坐着的时候，可以把脚放在小凳子上，能有效缓解疲劳。

第 19 周 问题聚焦

职场孕妈妈的权利

劳动安全

《中华人民共和国劳动法》第六十一条规定：不得安排女职工在怀孕期间从事国家规定的第三级体力劳动强度的劳动和孕期禁忌从事的劳动。对怀孕 7 个月以上的女职工，不得安排其延长工作时间和夜班劳动。

不被辞退的权利

《女职工劳动保护规定》第四条规定：不得在女职工怀孕期、产期、哺乳期降低其基本工资，或者解除劳动合同。

产前检查也算劳动时间

《女职工劳动保护规定》第七条规定：怀孕的女职工，在劳动时间内进行产前检查，应当算作劳动时间。

产假

《女职工劳动保护特别规定》第七条明确规定：女职工生育享受 98 天产假，其中产前可以休假 15 天；难产的，增加产假 15 天；生育多胞胎的，每多生育 1 个婴儿，增加产假 15 天。

医疗报销

原劳动部《关于女职工生育待遇若干问题的通知》中对于女职工的生育待遇给予了相关的优惠。现在，实行社会统筹保险后，关于女职工生育待遇问题也有了新的规定。根据女职工生育保险条例规定，已经参加生育保险的女职工，分娩前检查费、接生费、手术费、住院费和药费，由社会保险机构按照一定的标准进行支付。

职场孕妈妈应该知道自己拥有哪些权利。

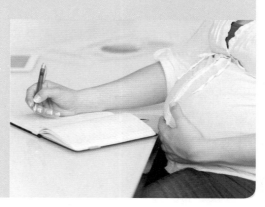

孕妈妈第 20 周日常保健

孕中期如何护理乳头

母乳中含有的营养物质最适合宝宝消化吸收。所以，为了宝宝出生后能得到良好的母乳喂养，孕妈妈从现在就开始护理乳头吧。

• 乳房的基本护理

孕 5 月后，经常用湿毛巾擦拭乳头和乳晕，禁用肥皂和酒精。这样，乳头的皮肤会慢慢增厚，变得坚韧，也就经得起宝宝的吸吮了，从而不容易发生乳头皲裂。

如果乳头上有积垢和痂皮，孕妈妈可以用植物油或者矿物油涂敷乳头，使积垢和痂皮变软，再用温水和软毛巾轻轻擦洗即可将其清除。最后，还要在乳头上涂些防裂油，能起到保护乳头的作用。

此外，孕妈妈要选择宽松的上衣，避免压迫乳房而阻碍其发育。孕妈妈还要选择合适的乳罩，避免乳房下垂。

• 乳头过短或内陷怎么办

孕妈妈要检查乳头的情况，乳头过短或内陷会使宝宝衔不住乳头，也就不能吮吸乳汁，对产后哺乳有很大阻碍。乳头凹陷或短小扁平不能通过拉伸、牵引解决，可以等到产后再进行处理。可以购买乳头纠正器，将乳头吸出，再让宝宝吮吸来慢慢改善，也能成功地进行母乳喂养。

• 乳头按摩

乳头按摩就是用手指轻轻按摩乳头。如果出现子宫收缩，或有早产迹象，则不建议进行，可在 37 周后进行。

1. 压迫按摩

用食指和中指稍微用力按压乳头的根部，再移动手指，转圈按压乳头。

2. 揉搓按摩

移动食指和中指，像搓绳一样向左右方向均匀地按摩乳头。

3. 向里按摩

用双手手指向乳头内侧按压，同时做揉搓按摩，乳头和乳房内侧都要按摩到。

？ 第 20 周 问题聚焦　了解胎动

胎动是有规律的

　　孕 18 周，大多数孕妈妈都能感觉到胎动了，特别是夜间；孕 28~34 周是胎动最频繁的时期，接近足月时胎动略为减少。胎动一般为每小时 5 次以上，12 小时内 30 次以上。正常情况下，一昼夜胎动的强弱和次数有一定的变化。一天之中，早晨的胎动次数较少，下午 6 点以后增多，晚上 8~11 点胎动最为活跃。这说明胎儿有了自己的睡眠规律，被称为胎儿生物钟。

胎动的四种运动形式

运动种类	运动特点	孕妈妈的反应
单纯运动	纯粹是某一肢体的运动	大多数孕妈妈能够感觉到
翻滚运动	胎宝宝的全身性运动	孕妈妈可明显感觉到
高频运动	胎儿胸部或腹部的突然运动，类似于新生儿打嗝	孕妈妈可以感觉到似乎宝宝在有规律地跳动，多在孕晚期
呼吸样运动	胎儿胸壁、膈肌类似呼吸的运动	孕妈妈察觉不到此类胎动

胎动频繁的时间

　　吃饭以后：吃饭后，孕妈妈体内血糖升高，胎儿也吸收了能量。所以，胎动会比较频繁。

　　洗澡的时候：孕妈妈在洗澡的时候心情会比较愉悦，而这种愉悦的心情也会传达给胎儿，所以胎动会多一点。

　　睡觉前：一般来说，胎儿在晚上动得最多，因为孕妈妈往往在这个时候才能静下心来感受胎动，所以会觉得胎动特别多。

　　听音乐的时候：受到音乐的刺激，胎儿会变得很开心，所以会动得多一些。

如何计算胎动

从怀孕 28 周开始至临产，孕妈妈每天固定在一段时间，如 8:00～9:00、13:00～14:00、20:00～21:00，各记录 1 次胎动，每次计数 1 小时，3 次计数相加乘以 4，就是 12 小时的胎动数。如果每天计数 3 次有困难，可以每天临睡前 1 小时计数 1 次。将每日的数字记录下来，绘成曲线。在记录胎动时，孕妈妈宜采取左侧卧位，在安静的环境中集中注意力进行。

用胎心仪监测

用胎心仪监测胎动，不但可以观察到胎儿心跳的频率，还能在分娩前测出子宫收缩的次数和强度。正常妊娠一般在妊娠 36 周后每周做一次，异常妊娠可遵医嘱提前进行。

记录胎动很重要

胎动的次数、快慢、强弱等可以提示胎儿的安危。胎动正常表明胎盘功能良好，输送给胎儿的氧气充足，胎儿发育健全，正在子宫内愉快、健康地生长着。如果 12 小时内胎动少于 20 次，或 1 小时内胎动少于 3 次，往往就表示胎儿缺氧，孕妈妈不可掉以轻心。

胎动记录表

时间	次数	心情
早上		
中午		
晚上		

测定结果的判断

正常胎儿 12 小时内胎动 30 次以上，如果 12 小时内胎动次数少于 20 次，或每小时胎动少于 3 次，则表示宫内缺氧，应及时就医；如果在一段时间内，孕妈妈感觉胎动超过正常次数，动得特别频繁，也是子宫内缺氧的表现，应立即去医院检查。

妇产科小词典

胎动次数明显减少或胎动停止是胎儿在宫内重度窒息的信号。这时，应立即去医院请医生采取紧急措施，在排除胎儿畸形，且胎儿能成活的情况下，应立即进行剖宫产，抢救胎儿。

孕5月 准爸爸要做的事儿

扮演好爸爸的角色

这个月，胎宝宝已经有成人头一样大小了，各个重要器官已经分化发育完成。准爸爸从现在就开始进入"爸爸"的角色吧！下班早点回家，陪妻子吃晚饭，跟胎宝宝说说话，感受一家三口的其乐融融。

要多注意孕妈妈的饮食健康

因为胎宝宝生长发育迅速，对各种营养素的需求就更大，孕妈妈食欲大增，准爸爸要在以前的基础上加几个菜，不过，要注意监督孕妈妈不要吃得太多，体重增长过快对孕妈妈和胎宝宝都没有益处。

帮助做些孕妈妈力所不能及的事情

随着怀孕月龄的增加，洗澡时也会有所不便，而且出现滑倒的可能性较大，准爸爸也要帮助孕妈妈洗澡了。

宝宝 5 个月大了，孕妈妈的负担加重了，准爸爸要帮做一些孕妈妈力所不能及的事，如提重物、弯腰拾东西等。当然，跟孕妈妈交流、一起感受胎宝宝也是不能忽视的。

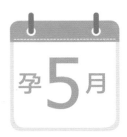

孕**5**月 营养膳食

孕 5 月营养指南

孕 5 月，孕妈妈的营养原则是摄入较多的热量和蛋白质，增加脂肪和糖类的摄入，增加肉类、鱼虾类、蛋类和豆制品的供给，保持蔬果的食用。

1
热量多是通过主食获取的，在孕中后期，孕妈妈应每天摄取 250～350 克主食。脂肪的增加可通过增加肉类来获得。

2
孕妈妈和胎宝宝对蛋白质的需要可通过多增加瘦肉、鱼、禽、虾、豆制品来满足。

3
孕妈妈要多食新鲜蔬果，能补充维生素、纤维素、无机盐及矿物质，其中的纤维素还能有效地防止便秘。

孕 5 月重点营养素

孕 5 月，胎宝宝的骨骼、牙齿、五官和四肢开始形成，大脑也开始形成和发育。因此，孕妈妈的营养摄取很关键。

·蛋白质

每天蛋白质的摄入量应达到 80～90 克，能保证子宫和乳房的进一步发育，也可促进胎宝宝大脑不断发育。

·热量

孕妈妈需要的热量比孕前多 10% 左右，即每天需要增加 200 千卡热量。为了满足热能需要，并防止孕妈妈感到厌烦，应注意调节主食的品种，如将大米、高粱米、小米、红薯等变着花样做着吃。

•脂肪

胎宝宝大脑形成需要足量的脂肪，孕妈妈应多吃些富有脂质的食物，如核桃、芝麻、虾、各种鱼类等。

•维生素

维生素 A 能促进胎儿的视力发育，孕 5 月的需要量要比平时多 20%，每天应摄入 900 微克。孕妈妈要多摄入维生素 A、维生素 C、维生素 D 和 B 族维生素。

•矿物质

孕妈妈可每天饮用 500 毫升以上的牛奶或补充钙。不能耐受牛奶者可改用酸奶或豆浆。为了补钙，还可多吃虾皮。此外，孕妈妈要多吃蔬果来补充无机盐和矿物质。

孕妈妈不宜多吃火锅

火锅的原料多是羊肉、牛肉、猪肉等，这些肉片如果卫生不合格就极易含有弓形虫、华支睾吸虫等寄生虫，并且肉眼是看不到的。另外，吃火锅时，人们总是把鲜肉片放到煮开的汤料中稍稍一烫即进食，这种短暂的加热并不能杀死寄生虫，而弓形虫一旦进入体内，可通过胎盘传染给胎儿，严重者可发生流产、死胎或影响胎儿脑的发育而发生小头、脑积水或无脑儿等畸形。因此，孕妈妈最好不要吃火锅，如果特别想吃，也一定要注意卫生，肉类要充分涮熟再吃，并且不要多吃。

孕 5 月一日食谱推荐

早餐	午餐	晚餐
（7：00~8：00）	（12：00~12：30）	（18：00~18：30）
红豆粥1碗，花卷1个，煮鸡蛋1个，虾皮拌青椒适量	二米饭1碗（大米+小米），番茄炖牛肉100克，蒜蓉油麦菜80克	馒头1个，猪肝炒菠菜100克，肉片香菇烧菜心100克
加餐（10：00）	加餐（15：00）	加餐（21：00）
草莓80克，酸奶150毫升	橘子100克，酸奶150毫升	杞果100克

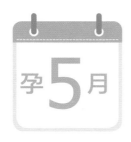

孕 5 月

胎教主题 胎谈胎教

胎谈胎教是一切胎教的基础，饱含准爸爸和孕妈妈爱意的话语能使腹中胎宝宝的情绪安定下来，甚至还能对胎宝宝出生后的性格产生影响。

1. 给胎宝宝起一个可爱的小名

刚开始跟腹中的胎宝宝说话，会觉得不自然，不妨给胎宝宝起个小名吧。这样能促进更为亲密的亲子谈话。

2. 如与朋友对话一样

孕妈妈最好用与身边的朋友交谈的真挚态度和嗓音来诉说自己的心里话。说话时，要注意抑扬顿挫，尽量做到发音标准，保持平静、柔和的语调。胎宝宝一定不会产生拒绝感。

3. 起床后向胎宝宝问好

在迎接美好清晨的那一刻，就跟胎宝宝打声招呼，让自己的心情舒朗起来，开始迎接美好的一天。

4. 跟胎宝宝讲述自己的各种体验

胎谈的最佳话题就是孕妈妈自己的各种体验，每次谈不同的话题会对胎宝宝的大脑起到良好的刺激作用。胎宝宝对语言的初步学习过程也是从妈妈腹中开始的，这时孕妈妈只要进行各种积极的活动并用话语向胎宝宝表达自己的感情，就能对胎宝宝产生积极的帮助。

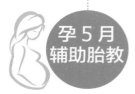

孕 5 月辅助胎教

在孕 5 月，孕妈妈除了主要做胎谈胎教外，还需要图形卡片胎教、抚摸胎教作为补充。

图形卡片胎教

孕妈妈可以在卡片上写上阿拉伯数字、简单的汉字或字母，并且大声地读出来，在脑子中一遍遍地描摹，以强化宝宝的记忆。

抚摸胎教

胎宝宝的反射能力已经建立，孕妈妈可通过拍打胎宝宝的肢体来和胎宝宝建立条件反射。当胎宝宝踢肚子时，孕妈妈可以轻轻拍打被踢的部位。

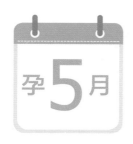

保健运动

孕 5 月，孕妈妈的负担不重，是比较舒适的阶段。孕妈妈通过运动能吸入新鲜的氧气，排出体内的废物，增强身体的抗病能力。

快步走

快步走时，手臂摆动的幅度稍大些，步伐也快些，心率尽量控制在每分钟120～140次。

半蹲练习

两脚自然分开，膝盖对准脚尖方向，手臂自然下垂，放在身体两侧，目视前方。吸气时，屈膝半蹲，手臂向前平举，呼气时还原，反复练习10次。

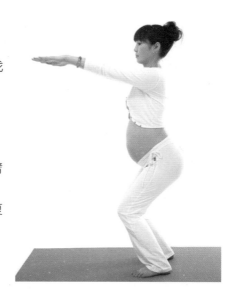

皮带操

1. 将橡皮带放在瑜伽垫或毯子上，盘腿坐在皮带上面，双手握住皮带的两端，自然放在身体两侧（见图1）。

2. 双手向上提拉至双臂平举（见图2）。

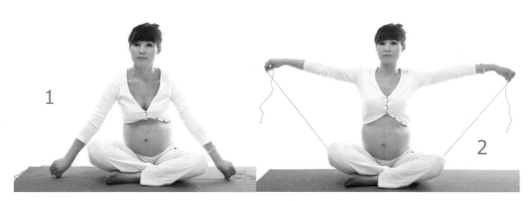

孕6月 21~24周 走过一半孕程

胎宝宝的生长发育

第 21 周 听觉功能相当完善

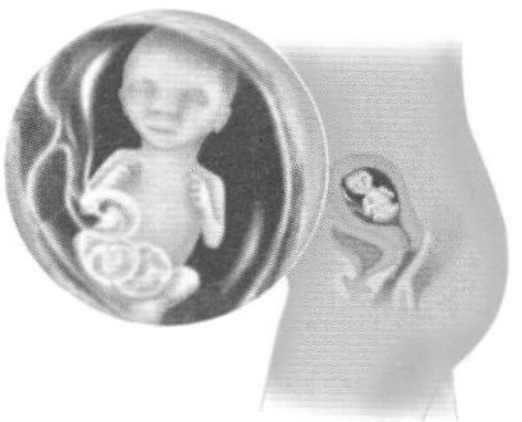

我能听到妈妈的说话声，还能够听到爸爸朗读诗歌的声音，甚至能听到妈妈肠胃的咕噜声。我尤其喜欢听悦耳的声音，会使我情绪愉快。我还可以感受到外面的光线。

第 22 周 大脑发育更进一步

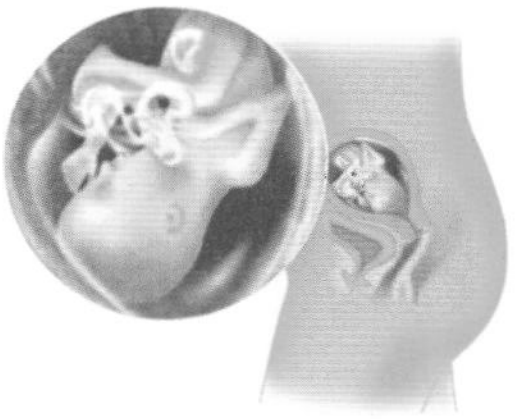

我的大脑向更高级的层次发展，我变得更加聪明了。对于来自外界的不良刺激，我已经能够快速做出反应，来保护自己不受伤害。

第 23 周 会噘嘴了

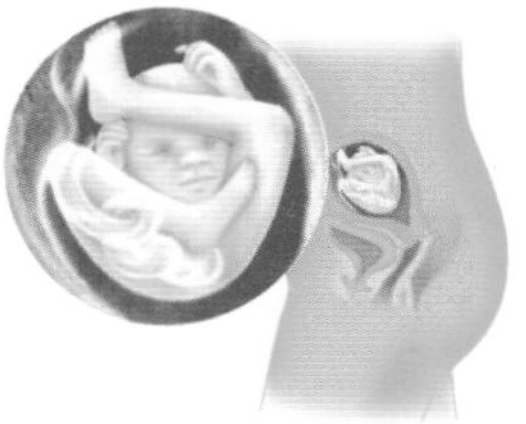

这周我能分辨出妈妈体外和体内的声音。我会做一些小动作了，如抓抓鼻子、揉揉小脸，还会噘嘴了。在妈妈或爸爸轻轻拍着肚子说话时，我常常会以踢踹作为回应。

第 24 周 形成味蕾

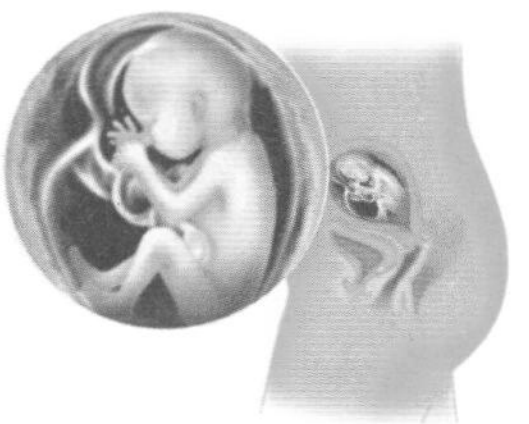

我已经有 34 厘米长，体重增加到 800 克，我的感觉器官天天在发育，舌头上的味蕾已经形成了，也有了触觉。我还会用小手抚摸自己的小脸。

孕妈妈身体变化	本周注意事项	产检项目
孕妈妈行动有些迟缓和笨重了，时常会觉得呼吸急促，爬楼梯时走不了几级台阶就气喘吁吁。油性肤质的孕妈妈头发出油更加严重，干性肤质的孕妈妈头发变得更加干燥。	高龄孕妈妈和需要站立工作的孕妈妈小心静脉曲张，最好穿低跟或平底的鞋子，多做抬腿动作和按摩腿部，能有效减轻腿部的疲劳感。	检查子宫；通过超声波检查进行第一次系统排畸；听听胎儿的心跳；检查孕妈妈是否患有阴道炎；检查体重和血压；验尿。 （以上检查仅供参考，具体产检以医院及医生建议为准）
由于孕激素的作用，孕妈妈的手指、脚趾和全身关节韧带会变得松弛，因而会觉得不舒服。此时的孕妈妈应该多活动活动关节，缓解不适感。	补充足够的铁元素，预防贫血；每天保持喝6~8 杯水；多食能促进骨骼发育的食物，如排骨、牛奶、虾皮等；降低盐分的摄入，多食用高蛋白食物。	
腹部明显增大，臀部、面部和手臂变得丰满起来，胸部有胀满感。	选择能强化肠胃功能的饮食，每天至少喝2000 毫升水；多食海藻类食物，能解除便秘，促进胎宝宝的成长。	
脸部看起来有点肿；身体重心向前移；在坐下或站起时会感到有些吃力。孕妈妈可能发生缺铁性贫血，有些孕妈妈因钙质被胎儿大量摄取，会牙痛或小腿抽筋。	进行规律的运动锻炼，以应对整个分娩过程和在这个过程中出现的阵痛；充分摄取叶酸，预防贫血；采取少量运动来保证肠道活动顺畅；注意铁和钙的补充。	

孕妈妈第 21 周日常保健

外用药物须慎用

孕妈妈都知道，在妊娠哺乳期用药需要特别谨慎，但是对于外用药物，有些人不那么在意。实际上，一些外用药是能够通过皮肤进入血液的，会造成胎儿中毒，所以也应该谨慎使用。

• 杀癣净

杀癣净的成分是克霉唑，多用于治疗皮肤黏膜真菌感染，如体癣、股癣、手足癣等，动物实验发现，它的毒性可被胚胎吸收。虽然临床上未见明显不良反应和畸变报道，但为了胎儿的健康，此药应该慎用。

• 达克宁霜

达克宁霜含硝酸咪康唑，一般会有局部刺激性，如果孕妈妈局部皮肤较为敏感，涂抹后就容易发生接触性皮炎，或者因局部刺激而出现灼感、红斑、脱皮、起疱等症状。

• 莫匹罗星软膏（百多邦）

莫匹罗星软膏（百多邦）是一种抗生素外用软膏，在皮肤感染方面应用较广泛。但不少专家认为，妊娠期最好不要使用该药。因为此药中的聚乙二醇会被全身吸收且蓄积，可能引起一系列不良反应。

• 皮质醇类药

这类药具有抗炎、抗过敏作用，如可治疗荨麻疹、湿疹、药疹、接触性皮炎等症。但是，如果妊娠期妇女大面积使用或长时间外用这类药物，可造成婴儿肾上腺皮质功能减退，并能通过透皮吸收，小剂量分布到乳汁中。此外，这类药还可造成妇女闭经、月经紊乱，孕妈妈最好不要用。

第 21 周 问题聚焦

防治妊娠纹与妊娠斑

巧妙对付妊娠纹

1. 有选择地吃些富含胶原蛋白和弹性蛋白的食物，如猪蹄、猪皮、动物蹄筋和软骨等，能提升皮肤的弹性。

2. 用专业的托腹带来承担腹部的重力负担，这样能减轻皮肤的过度延展拉伸。

3. 从怀孕开始，就坚持在身体容易出现妊娠纹的部位如大腿内侧、腰臀部和乳房部位进行按摩，这样能提升皮肤的弹性，让血液循环保持畅通。

消除腹部、腿部妊娠纹的按摩法

1. 把乳霜涂在手上，以顺时针方向画圈，边抹乳霜边按摩腹部；用指尖掐住肚子，再放开，这样反复 3 次；两手自然地放在肚子上，从外部向上抚摸；以肚脐为中心，从内向外画圈按摩；手掌微微弯曲，以肚脐为中心，画大圆轻轻拍打；张开两手，包住腹部，从上向下抚摸。

2. 两手抓住大腿内外侧，慢慢向上推；两手抓住大腿内外侧，用指尖稍微用力按压；用掌心以顺时针方向按压大腿，慢慢向上到臀部。

击退妊娠斑的小妙招

1. 孕期即使睡眠不好，也不要用安眠药来助眠，否则容易导致脸部出现黄褐斑。可以通过喝杯牛奶、喝碗小米粥或进行微微出汗的运动等方法来缓解失眠。

2. 在洗脸时，可以冷水和热水交替使用，能促进面部血液循环，让妊娠斑出现的概率降低。

3. 多食如番茄、猕猴桃等富含维生素 C 的蔬菜和水果，能防止色素沉淀，让皮肤变得白净。

4. 注意防晒。在夏季外出时，最好戴上遮阳帽或涂抹相对安全的物理防晒霜，以避免阳光直射面部而导致妊娠斑加重。

5. 自制纯天然的祛斑面膜。取适量冬瓜，去皮捣烂，加入一个蛋黄、半匙蜂蜜，搅匀后敷面 20 分钟；或将黄瓜磨成泥，加入 1 匙牛奶和面粉，调匀敷面 20 分钟后净脸。

孕妈妈第 22 周日常保健

孕妈妈厨房准则

孕妈妈不仅是人母，也是人妻，所以，每天出入厨房是不可避免的事。但是，有关研究表明，粉尘、有毒气体密度最大的地方，不是工厂、街道，而是生活中天天都离不开的厨房。因为煤气或液化气的成分均很复杂，燃烧后在空气中会产生多种对人体极为有害的气体，尤其是对孕妇的危害更大。因为，它们燃烧释放出的二氧化碳、二氧化硫、二氧化氮、一氧化碳等有害气体，要比室外空气中的浓度高出好多倍，加上煎炒食物时产生的油烟，使得厨房被污染得更加严重。

所以，孕妈妈最好少进厨房，如果一定要进，最好做到以下三点：

• 厨房要保持良好的通风

厨房是粉尘及有害气体密度最大的地方，煤气或液化气燃烧释放出的二氧化碳、二氧化硫、一氧化碳等有害气体及烹调产生的油烟使得厨房污染严重。如果厨房通风不良，有害气体就会被吸入孕妈妈体内，进入血液中，然后通过胎盘进入胎儿的组织器官里，阻碍胎儿的正常生长和发育。

• 少用厨房小家电

电磁炉、微波炉、烤箱等电子产品会释放电磁辐射，长时间接触这些产品可能会导致胎儿畸形，因此，孕妈妈在怀孕期间最好减少使用

• 不要久站

孕中期的妈妈情况比较稳定了，但是日渐膨大的腹部会使孕妈妈比较容易疲劳。煮饭时间过长，会给腿脚带来压力，所以，如果能坐着完成的事情就不要站着完成，例如择菜、削皮等。

高危孕妇要做好家庭胎心监护

所谓胎心监护，就是通过多普勒胎心监护仪监测胎动和胎心率，来反映胎儿在母体子宫中发育状况的一种手段。一般来说，正常孕妇通过到医院进行定期产检，医生就能够准确监测胎儿的心跳，包括胎儿休息和活动时的胎心率分别是多少。但是对于高危孕妇来说，除了进行定期产检外，家庭的自胎宝宝监护也很有必要，能够做到早发现，早纠正。

· 什么是家庭自胎宝宝监护

家庭自胎宝宝监护是指在妊娠晚期，由孕妈妈及家属在家中对胎儿宫内情况进行监护，协助判断胎儿在宫内的安危。孕妈妈是胎宝宝最直接、最方便的监护人之一，家庭的自胎宝宝监护是预防母婴并发症、提高围生期质量的重要措施，同时能提供胎儿宫内缺氧的信息，有效降低围生儿死亡率。

· 家庭胎心监护的方法

1. 多普勒胎心监护仪

一般使用家用小型多普勒胎心监护仪进行监护。将超声多普勒探头置于胎心音最清楚的孕妈妈腹壁上，胎心在靠近胎背上方的位置上听得最清楚。孕妈妈可以留心产检时医生听胎心的位置，在家中照做便是。

2. 家用胎心听诊器

胎心听诊是最传统，也是最简单、实用的胎心监护方法，从孕 21 周开始，孕妈妈本人以及家属都可以借助听诊器听到胎心。一般在脐下正中或稍偏左、偏右的位置。准爸爸可每天帮妻子听胎心一次，听到的正常胎心音，就像钟表的"嘀嗒"声，速度比较快，每分钟 120～160 次，大多数情况下维持在 140 次 / 分左右，准爸爸可将结果记录在母子健康手册上。若胎心率低于 120 次 / 分或高于 160 次 / 分，要密切关注胎心的变化，必要时应就医。

妇产科小词典

居家做胎心监护的一些注意事项

不要空腹做胎心监护，最好在做监护 0.5～1 小时进食一些小零食，比如巧克力、坚果等。挑选一天之中胎动最频繁的时间段进行胎心监护才有意义。

做胎心监护时，孕妈妈要避免平卧位，可选取最舒适的姿势进行。

第 22 周 问题聚焦　胎动变化逐月看

妊娠 5 个月开始能够感觉到胎动

胎宝宝在妊娠 8 周左右开始换位置或稍微移动身体，但实际上孕妈妈能感觉到胎动的时间是在妊娠 18 周左右，初产妇腹壁厚，感觉晚些，经产妇腹壁薄，感觉早些。

胎动的指示

正常胎动是胎宝宝给孕妈妈报平安的一种方式，一般每小时 3~5 次；12 小时明显胎动次数 30~40 次。但由于胎儿个体差异，有的胎儿在 12 小时内胎动次数可在 100 次以上。但只要胎动有规律、有节奏，变化不大，都说明胎儿发育是正常的。妊娠中期胎动相对多些，胎儿活动度大，此期不易数胎动的次数，只要感觉有胎动即可。但是，28~30 周以后要注意胎动的次数，如果每天 12 小时少于 30 次或每小时只有 3 次以内的胎动，就可能不正常了。要是感觉不对劲，就把手贴在肚子上确认一小时内的胎动次数。胎儿一般在晚上比较活跃，要在活动最多的时间段观察胎动，若还是感觉不到，就不要犹豫了，立即去医院进行检查。

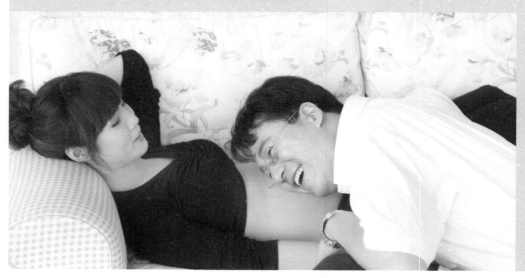

不同月份的胎动变化

怀孕第 5 月

胎动运动量：小，动作不激烈

妈妈的感觉：细微动作，不明显

位置：肚脐下方

这一时期是刚刚开始能够感知到胎动的时期。胎宝宝的运动量不是很大，动作也不激烈，孕妈妈通常觉得细微的胎动，就像鱼在游泳，或是"咕噜咕噜"吐泡泡，跟胀气、肠胃蠕动或饿肚子的感觉有点像。

怀孕第 7 月

运动量：大，动作激烈

妈妈的感觉：很明显，还可以看出胎动

位置：靠近胃部，向两侧扩大

此时是羊水量最多的时期，但还有足够的空间使胎宝宝在羊水里自由移动，他会做踢腿等动作。

怀孕第 9 月

运动量：大，动作激烈

妈妈的感觉：明显

位置：遍布整个腹部

手脚的活动增多，也变强，能区分活动的是手还是脚。有时手或脚突然凸出或活动激烈到让孕妈妈醒过来。孕妈妈会感觉到好像有个锐利的东西从里头刺似的疼痛。

怀孕第 6 月

运动量：大，动作激烈

妈妈的感觉：非常明显

位置：靠近脐部，向两侧扩大

这个时候的宝宝正处于活泼的时期，而且因为长得还不是很大，胎宝宝可以在羊水中上下左右地移动，做多种动作，因此胎动更加明显。孕妈妈可以感觉到宝宝拳打脚踢、翻滚等各种大动作。丈夫把手贴在孕妈妈肚子上也能感觉到胎动。

怀孕第 8 月

运动量：大，动作激烈

妈妈的感觉：疼痛

位置：靠近胸部

这是最容易感觉到胎动的时期，胎动强到会让孕妈妈感觉到疼痛。胎宝宝开始头朝下固定住位置，脚往上偶尔会踢到孕妈妈的胸部下方，让孕妈妈感觉到胸痛。

怀孕第 10 月

运动量：小，动作不太激烈

妈妈的感觉：明显

位置：遍布整个腹部

因为临近分娩，宝宝慢慢长大，几乎撑满整个子宫，所以宫内可供活动的空间越来越小，施展不开，而且胎头下降，胎动就会减少一些，没有以前那么频繁。胎动的位置也会随着胎儿的升降而改变。

孕妈妈第 23 周日常保健

孕妈妈如何洗头

孕妈妈挺着大肚子，洗头发也变得不方便了。如果孕妈妈采取淋浴的方法，弯腰会很不舒服，站太久也很累，盆浴则容易导致细菌侵入阴道，不适合孕妈妈。为了不压到肚子，孕妈妈需要改变洗头的姿势和方法。

洗头的时候，孕妈妈要用按摩的方式，不要用指甲抓头皮，只需要用力揉捏或轻拍整个头皮即可。可以拿个小板凳放在浴缸里面，坐着洗头，这样，身体不会浸没在水里，也比较轻松。长发的孕妈妈最好坐在有靠背的椅子上，请家人帮忙冲洗。若嫌太麻烦，可以干脆将头发剪短，清爽易洗。短发的孕妈妈，头发比较好洗，可坐在高度适宜、可让膝盖弯成 90°的椅子上，头向前倾，慢慢地清洗。

如果准爸爸空闲，完全可以请准爸爸帮忙。孕妈妈可以躺在躺椅上，由准爸爸来帮着洗头，这对于准爸爸来说是举手之劳，不仅解决了孕妈妈洗头难的问题，也能让洗头过程成为交流感情、传达爱意的好机会。

另外，到理发店去洗发是比较省心省力的好办法，既不用担心弯腰的问题，还可以享受按摩，很惬意。不过，为了安全起见，孕妈妈最好带上自己的洗发水。

· 洗发水的选择

孕妈妈要选择适合自己发质并且性质比较温和的洗发水，以免刺激头皮。如果发质没有因为激素的改变而发生太大变化，怀孕前用的洗发水还可以继续使用。有些孕妈妈在怀孕时头发会变得又干又脆，那是因为头发缺乏蛋白质，如果使用能给头发补充蛋白质的洗发水和护发素，发质将会得到改善。

· 洗发后湿发的处理

洗完头发后顶着湿漉漉的头发外出或上床睡觉会很不舒服，而且容易感冒。使用吹风机，又怕有辐射，而且有些吹风机吹出的热风含有微粒的石棉纤维，会通过孕妈妈的呼吸道和皮肤进入血液，影响胎儿的健康。即使需要使用吹风机，也要调到冷风挡，不要用热风，也不要紧贴头皮吹头发。孕妈妈还可以使用吸水性强的干发帽或干发巾。

第 23 周 问题聚焦 防治妊娠期便秘

一般情况下，每 2~3 天或更长时间排一次便，排便无规律，粪质干硬，常伴有排便困难的现象，即为便秘。有些孕妈妈只要 1 天不排便就会觉得很难受，这也是便秘。

怀孕后，孕妈妈体内孕激素增多，抑制肠蠕动，再加上子宫逐渐增大，压迫直肠，使粪便在肠内停留的时间延长，所以，孕妈妈常发生便秘。有些孕妈妈在怀孕前就患有便秘，怀孕后便秘症状会加重。

孕妈妈便秘的影响

如果便秘逐渐加重，容易使孕妈妈在腹内积累毒素，不利于机体代谢，影响身体健康。长时间便秘还容易使孕妈妈患上痔疮，出现发痒、疼痛、出血等症状，将给孕期生活带来很大困扰。

便秘还会使孕妈妈的食欲受到影响，造成营养素摄入不足，不利于胎宝宝的成长。另外，孕晚期，便秘还会更加严重，这时如果用力排便，不仅血压会升高，甚至可能导致胎膜早破，发生早产。有些患有便秘的孕妈妈在分娩时，肠道中的粪便会妨碍胎宝宝娩出，造成难产。

解决孕期便秘的方法

1. 每天至少要摄入 2000 毫升的水，能有效防止便秘。

2. 每天早上起床后，空腹喝一杯白开水、淡盐水或蜂蜜水，能有效刺激肠胃蠕动，预防便秘。

3. 养成每天定时排便的习惯，以逐步恢复或重新建立排便反射。排便时不可用力过猛，不要看书、看报。

4. 避免久站、久坐，工作时每隔 1~2 小时要起来活动一下身体。每周要做 2~3 次健身运动。

5. 多食红薯、南瓜、粗粮等富含膳食纤维的食物。可以将香蕉、酸奶作为零食，适量食用能促进排便。

缓解便秘的食物

蔬菜类	萝卜、莴笋、南瓜、菜花、西蓝花、芹菜、魔芋、大蒜等
水果类	菠萝、木瓜、苹果、香蕉、柿子、桃、草莓等
奶类	全脂或脱脂酸奶
豆类	黄豆、黑豆等
薯类	山药、土豆、红薯、芋头等
菌类	蘑菇、木耳、银耳、香菇、金针菇等
藻类	海带、紫菜、裙带菜等

第 24 周 形成味蕾，有了触觉

孕妈妈第 24 周日常保健

如何缓解孕期疼痛

·头痛

怀孕时，孕妈妈血压发生变化，导致内分泌的激素量与原来的不同，因此，孕妈妈有时候会感到眩晕和头痛。

缓解方法：保证充足睡眠，特别是在孕早期。如果孕 5 月以后，头痛越来越严重，同时还有眼花、耳鸣、心悸、水肿等情况，要小心妊娠高血压。

·手腕麻木和刺痛

有时候，孕妈妈手指和手腕会有一种针刺和灼热的感觉，有时候会从手腕延伸至整个肩膀，这种情况被称为"腕管综合征"。这是因为，孕妈妈怀孕时体内积聚了大量的额外体液，并储存在了手腕的韧带内，从而造成了手腕麻木和刺痛。

缓解方法：白天减少手的活动量。在打字时让手腕自然放平，稍稍向下弯曲一些，或者在手腕下垫个鼠标垫。

·后腰与腿部疼痛

后腰与腿部疼痛也叫"坐骨神经痛"。增大的子宫压迫到了孕妈妈从脊椎到小腿的神经，从而使人感觉到后腰、臀部、大腿外侧和小腿有刺痛或麻木感。

缓解方法：经常改变姿势，注意休息，并进行热敷或冷敷。

·韧带疼痛

这种疼痛多发生在孕 14～20 周。在韧带拉长的过程中，痛感会伴随着孕妈妈的任何运动，如上床或翻身等动作。这种疼痛不会对胎儿有任何影响，但会令孕妈妈难以忍受。

缓解方法：动作慢一些，不要做大幅度的动作。可以尝试用热敷的方法减轻疼痛。

·乳房胀痛

很多孕妈妈在孕早期就出现了乳房胀痛的症状。这是因为怀孕时体内分泌大量雌、孕激素，刺激乳腺发育，为产后泌乳做准备所导致的。

缓解方法：选择型号合适、柔软舒适的棉质胸罩。洗澡后涂些护肤油并按摩乳房。

孕妈妈要慎用抗生素

如果孕妈妈不慎得了某种感染性疾病，却因为害怕影响胎儿的正常发育而拒绝服用抗生素，扛着不治，这样对胎儿是更加有害的。其实，只要正确选择和使用抗生素，是能够在不影响胎儿健康的情况下把孕妈妈的疾病治好的。

• 常见的抗生素及其安全性表

抗生素种类	安全性
青霉素类（如青霉素、氨苄西林、阿莫西林、哌拉西林、美洛西林等）**及头孢菌素类**（如头孢氨苄、头孢唑啉、头孢拉定等）	对胎儿是安全的。这两类药物都能抑制细菌细胞壁的合成而起到杀菌作用，可安全用于妊娠各期感染患者。
大环内酯类（如红霉素、吉他霉素、林可霉素、罗红霉素等）	毒性小，可用于孕妈妈。
氨基苷类抗生素（如庆大霉素、卡那霉素、阿米卡星、妥布霉素等）	对胎儿的听力发育有损害。
四环素类抗生素（如四环素、土霉素、多西环素、美他环素等）	孕早期可导致胎儿畸形、四肢发育不良及小肢畸形；孕中期可致牙蕾发育不良，恒牙发育也会受影响，易造成龋齿；孕晚期可造成肝、肾损害。
喹诺酮类（如吡哌酸、诺氟沙星、依诺沙星、氧氟沙星等）	在动物实验中可引起幼崽儿关节发育受损，使用时须谨慎。
磺胺类（如磺胺甲基异恶唑等）	导致新生儿黄疸。
甲硝唑类	动物实验中有致畸作用，尤其是妊娠 1~3 个月，应尽量避免应用。孕 3 个月后可遵医嘱使用。

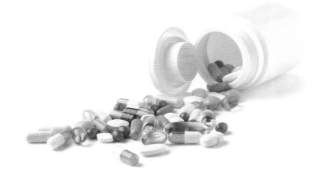

第 24 周 问题聚焦 妊娠糖尿病

认识妊娠糖尿病

怀孕期间，孕妈妈体内不能够产生足够水平的胰岛素而使血糖升高的现象，即为妊娠糖尿病，多发生在孕24~28周。

妊娠糖尿病主要症状为多食、多饮、多尿、体重不增，或与孕期应该增加的体重严重不符。还表现为特别容易疲乏，总是感觉到劳累。也有的以真菌性阴道炎为先期症状。

引发妊娠糖尿病的原因

1. 激素。怀孕后，为了保证胎儿的生长发育，胎盘会产生大量对胎儿健康成长非常重要的激素，但这些激素有抵抗胰岛素的作用。

2. 肥胖。孕期体重严重超重者，有35%~50%可能发生糖尿病。

3. 遗传因素。家族中如有患糖尿病的，孕妈妈患糖尿病的概率比普通孕妈妈高。

妊娠糖尿病的治疗

若诊断为妊娠糖尿病，应积极控制血糖，以避免高血糖对胎儿所造成的不良影响。向营养师做营养咨询，获取正确的饮食方式，并做适量的运动。如果经过上述方法仍无法将血糖控制好，须注射胰岛素。

妊娠糖尿病的危害

对孕妈妈的危害

1. 糖尿病会导致羊水过多，容易出现胎膜早破、早产的情况。

2. 患妊娠糖尿病的孕妇合并妊娠高血压的概率是普通孕妇的4~8倍。

3. 孕妈妈血糖水平过高、体重增加过多，容易孕育出4千克以上的巨大儿，胎儿太大，就容易有难产的危险。

4. 发生呼吸道感染、泌尿生殖系统感染的概率提高，严重的还会发生败血症、酮症酸中毒，危及生命。

5. 会导致产后子宫收缩不良，造成产后大出血。妊娠结束后发生糖尿病的风险也会增加。

对胎宝宝的危害

1. 容易出现发育异常、宫内发育受限等情况，出现先天性畸形的概率比一般的胎儿高2~3倍，多为神经系统、心血管系统和消化系统的畸形。

2. 母体血糖过高促使胎儿分泌大量胰岛素，但分娩后，母体的血糖不再影响宝宝，可宝宝仍然习惯性地分泌大量胰岛素，从而导致低血糖。

3. 肺部发育受到影响，胎儿肺泡表面活性物质不足，容易发生新生儿呼吸窘迫综合征。

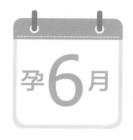

孕6月 准爸爸要做的事儿

准爸爸要做一个称职的家庭营养师

孕妈妈这时最好不要自己下厨做饭了，因为孕中期的孕妈妈身体沉重，做饭时长时间站立会加重下肢水肿，厨房的油烟也会影响胎儿的健康。所以，准爸爸需要担负起为孕妈妈准备食物的任务了。孕妈妈这一时期会吃得很多，准爸爸在为孕妈妈准备食物时，需要荤素搭配、粗细结合，注意补铁、补碘和补钙，保证孕妈妈的营养均衡；还要让孕妈妈少进食油炸、油腻的食物和甜食，防止孕妈妈出现体重增长过快的现象。

登高扫除的任务准爸爸自然义不容辞

像擦玻璃这样的家务活需要登高，对孕妈妈来说是具有危险性的，还有一些需要登高的家务，例如清扫屋顶和墙壁的灰尘等，就自然要交给准爸爸了。

担负起外出采购的任务

超市和商场人多拥挤，孕妈妈拖着沉重的身体实在不便，准爸爸应该担负起采购的任务。采购之前，孕妈妈可以列出清单，说明要采购物品的品牌、款式、型号、大概价格等，以免买得不合适。

现在，家里面当属孕妈妈最重要了。准爸爸要扮演好营养师的角色，均衡膳食、提高营养，让妈妈、宝宝都健康。

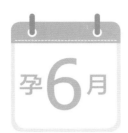

孕6月 营养膳食

孕6月营养指南

1

孕6月，胎宝宝生长发育很快，骨骼开始钙化，大脑细胞增加到160亿个左右就不再增加，而大脑的重量在继续增加，孕妈妈应摄取各种营养来满足母体与胎宝宝的需要，尤其应该增加蛋白质、钙、铁、碘的摄入量。

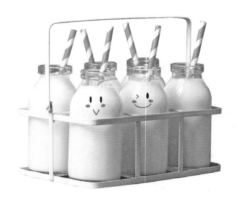

2

盐分应有所节制，每天盐的摄入量不得超过6克，避免加重水肿现象。

3

多吃富含膳食纤维的蔬菜、水果，多喝牛奶，可促进排便，防止便秘。

4

多吃些坚果类食物，如核桃、杏仁、榛子、葵花子、南瓜子、花生等。这些食物中含有大脑发育必需的脂肪酸以及增强记忆力、提高智力水平的磷脂和胆固醇，对胎宝宝的大脑发育是非常有利的。

5

适当吃些鱼头。鱼头是鱼身上营养非常丰富的地方，鱼头中含有的与人的大脑功能有关的营养物质极为丰富，如卵磷脂、DHA，是人脑中枢神经递质乙酰胆碱的重要来源，多摄取卵磷脂，可增强孕妈妈的记忆、思维与分析能力，还能促进胎儿大脑的形成和发育。

孕 6 月重点营养素

孕 6 月，胎宝宝的骨骼、牙齿、五官和四肢开始形成，大脑也开始形成和发育。因此，孕妈妈的营养摄取很关键。

· 1. 蛋白质

孕妈妈每日应该增加优质蛋白质 9 克，相当于鸡蛋 2 个或牛奶 300 毫升或瘦肉 50 克。在安排孕妈妈的膳食时，动物性蛋白质和植物性蛋白质应各占一半。

· 2. 热量

孕妈妈对热量的需求量比孕早期增加 200 千卡，但活动量不同，对热量的需求也不同，因此孕妈妈要根据自己的体重增长情况来调整摄入量。建议孕妈妈吃红薯、南瓜、芋头等来代替部分米、面，这样可在提供能量的同时供给更多的微量元素和维生素，南瓜还可预防妊娠糖尿病。

· 3. 维生素

孕妈妈对 B 族维生素的需要量增加，因 B 族维生素无法在体内存储，必须有充足的供给才能满足机体的需要。

· 4. 矿物质

孕妈妈要从蔬菜、蛋类、动物肝脏、乳类、豆类、海产品中获得钙、铁、碘、镁、锌、铜等矿物质。尤其应注重钙的充足摄入，因为胎宝宝骨骼和牙齿的形成、血液的流动都需要钙的参与。

· 5. 水

每天至少喝 6 杯（1200 毫升）白开水，孕妈妈有水肿的晚上可以少喝，白天要喝够量。

孕 6 月一日食谱推荐

早餐	午餐	晚餐
（7：00~8：00）	（12：00~12：30）	（18：00~18：30）
牛奶200毫升，全麦面包100克，煎蛋2个，小炒圆白菜适量	栗子炖鸡150克，西芹炒百合80克，米饭150克	栗子扒白菜100克，酸辣黄瓜60克，鲫鱼丝瓜汤适量，面条1碗
加餐（10：00）	加餐（15：00）	加餐（21：00）
核桃3~5个，酸奶150毫升	酸奶150毫升，橘子1个	牛奶200毫升，核桃仁2个

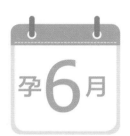

孕6月

胎教主题 抚摸胎教

研究表明，宝宝如果很少被触摸、爱抚，很容易出现心理疾患，并且生长、发育迟缓。从胎儿期便经常充满爱意地触摸、按摩宝宝，能有效促进宝宝养成良好的性格和迅捷的反应能力。

1. 选舒适姿势

孕妈妈仰卧在床上，头不要垫得太高，全身放松，呼吸均匀，心平气和，面部呈微笑状，双手轻放在腹部，也可将上半身垫高，采取半仰姿势。不论采取什么姿势，一定要感到舒适。

2. 做抚摸体操

双手从上至下，从左至右，轻柔缓慢地抚摸胎宝宝。反复10次后，用食指或中指轻轻抚压胎宝宝，然后放松。也可以在腹部松弛的情况下，用一个手指轻轻按一下胎宝宝再抬起，来帮助胎宝宝做体操。这个抚摸体操适宜早晨和晚上做，每次时间不要太长，5~10分钟即可。

3. 和胎宝宝做游戏

你现在可以试试和腹中的宝宝做"推、推、推"的游戏，当他把你的肚皮顶起一个小鼓包时，你可以一边跟他说话，一边用手摸摸他，轻轻推一下，看他有什么反应。经常这样做，胎宝宝会发现这是个有趣的游戏，会和你玩得很起劲的。

4. 将爱传递给胎宝宝

做抚摸胎教的时候，孕妈妈抚摸的动作要轻柔，不可用力。一边抚摸或者轻拍，一边默想或轻轻对他说："宝宝，你很聪明很可爱，妈妈很爱你。"或者把你对宝宝美好的期望表露出来。时间不要过长。

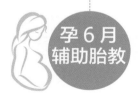

孕6月辅助胎教

在孕6月，孕妈妈除了主要做抚摸胎教外，还需要语言胎教、音乐胎教作为补充。

语言胎教

孕妈妈要尽可能与胎宝宝聊天，给他讲故事、听音乐，并结合这些内容抚摸胎宝宝，让他感觉到孕妈妈的关爱，顺便还能了解胎动的情况。

音乐胎教

可以给胎宝宝听节奏平缓、流畅、柔和的音乐，千万不可播放节奏感过强的旋律，因为这样会让宝宝感到不舒服。

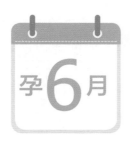

保健运动

孕**6**月

许多孕妈妈会出现手腕和脚腕肿胀的现象，尤其是职业女性，由于久坐或久站，导致血液循环不畅，因此，随时给手腕、脚腕做按摩或常常转动手腕、脚腕，对于缓解这种不适是很有好处的。

转动手腕、脚腕

·第一步

捏紧拳头，手腕先向上弯曲（见图1），再向下弯曲（见图2），接着进行从内向外和从外向内的转动。

·第二步

将双腿向前平伸，背部挺直，双手撑住地面。脚尖尽量向后翘起（见图3），再改为向前伸出（见图4），双脚从内向外再从外向内地转动。

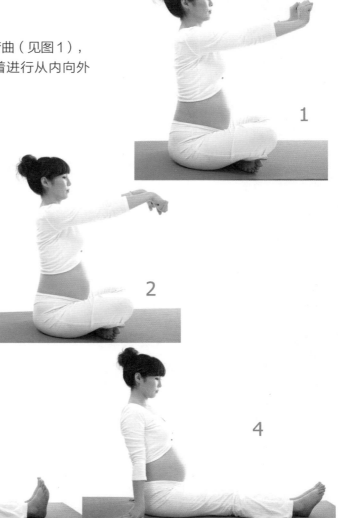

胎宝宝的生长发育

孕7月

25~28周

日渐蹒跚的孕妈

第25周
越来越接近新生儿

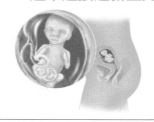

我有了疼痛感、刺痒感，能准确"认出"妈妈和其他熟人的声音，身体比例开始变得匀称，越来越接近新生儿。我在妈妈还算很大的子宫中翻来滚去，还时不时地转转身体。

第26周
体重迅猛增长

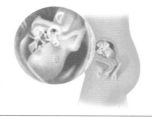

从现在到出生，我会迅速积聚脂肪，体重会因此增长3倍以上。这周我耳中的神经传导组织正在发育，这意味着我对声音的反应将会更加一致。

第27周
会眨眼的胎宝宝

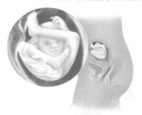

这周我差不多可以填满妈妈的子宫了。外观上我与足月儿已经没有太大区别了。我会做出眨眼的动作，并且继续在羊水中小口地呼吸着，这是在为出生后第一次呼吸空气做练习呢！

第28周
能做360°大转身

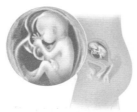

现在我可以自由睁眼、闭眼，并且形成了有规律的睡眠周期，开始会做梦了。我醒着的时候，会踢踢腿、伸伸腰，还会吸吮自己的大拇指，身体还能做360°的大转身。

孕妈妈身体变化	本周注意事项	产检项目
腹部变得更大，子宫也增大了许多，如足球般大小；孕妈妈可在腹部和乳房上发现更为明显的妊娠纹，暗红色也逐渐加重，皮肤要被撑裂了似的，脸上的妊娠斑也明显起来。	在准备服用营养品时一定要遵照医生的指示和建议；应一日多餐，摄取均衡的营养，保证宝宝的发育需要；避免长时间站立或行走，休息时要把脚垫高，以利于下肢静脉血回流。	检查子宫高度；检查皮疹、静脉曲张、水肿等项目；检查自己的饮食习惯，看看是否超重或偏轻；进行葡萄糖耐量实验，检查孕妈妈是否患有妊娠期糖尿病；听听胎儿的心跳；通过超声波完成第一次系统排畸检查；进行 75 克糖耐量实验，筛查妊娠糖尿病，同时复查肝功能和血色素及血细胞比容；检查体重和血压；验尿。
孕妈妈的子宫在不断扩张，时常会感到腹部如针刺一般疼痛，常常会有腰部疼痛、腿部痉挛和头痛等症状，可能出现暂时性的思考能力降低或健忘等症状。	胸部不适和消化不良可能会给进食造成一定的困难；脚部水肿是常见症状，但若有膝盖以上水肿、脸肿的现象就要特别注意，如果血压过高，就要怀疑可能是妊娠高血压疾病。	（以上检查仅供参考，具体产检以医院及医生建议为准）
随着孕妈妈子宫的不断增大，"小房子"里的房客也在全力成长，一直把孕妈妈的肠子往两边挤，导致孕妈妈肠蠕动减慢，直肠周围血管受到压迫，从而引发便秘。	每天至少喝 2000 毫升水，以缓解便秘。及时补充维生素 A、B 族维生素和维生素 E。	
孕妈妈的体重会增加约 5 千克。只要身体稍失去平衡，就会感到腰酸背痛。孕妈妈已经能很明显地感觉到胎动了。每次胎动，孕妈妈都会觉得肚子里翻天覆地。	因为身体笨重，孕妈妈走路身体后仰，所以走路时要小心；贫血发生率增加，孕妈妈产检时务必做血常规检查；多食用能增强肺功能并能帮助大脑发育的饮食。	

第 25 周 越来越接近新生儿

孕妈妈第 25 周日常保健

留下美丽的怀孕身影

怀孕是人生的一个特殊时期，所以，应该留下些记忆。那么，就去拍一辑艺术照吧，给自己和未来的孩子留下一个永远的回忆。本月，你的肚子已经足够大了，正是拍大肚照的最佳时期。

·选择时间

孕妈妈最好选择周一、周二等影楼生意较淡的时候去，这样，等候的时间不会太长，孕妈妈也不会太累。最好选择风和日丽的日子和通风条件好的拍摄环境，以利于健康。拍摄时间不宜过长，动作设计不宜过难。

·闪光灯没有危害

拍照时的闪光灯会对胎儿产生影响吗？要知道，照相是利用自然光或灯光，把进入相机镜头的人或景物感光到底片上。照相机是不会产生有害射线的，自然光或灯光也不会对身体造成危害，所以，孕妈妈不必担心。

·拍摄注意事项

1. 要选择专门给孕妈妈拍摄的影楼，这样拍摄的照片会比较好，而且有很多孕妇服装可供选择。

2. 尽量少用化妆品，千万不要用含铅的化妆品，尤其是唇彩，一不小心就吃到肚子里了。

3. 大大方方地把自己的大肚子露出来，不要害羞、遮遮掩掩的，要知道，这是你骄傲的地方。可以在肚子上涂些橄榄油，不过要注意腹部保暖。

第 25 周 问题聚焦

防治妊娠高血压

什么是妊娠高血压疾病

妊娠高血压疾病（简称妊高病）是一种妊娠期特有的疾病，发病时间一般在妊娠 20 周以后，发病时血压升高 ≥ 140/90mmHg，验尿时会发现尿中蛋白质含量过高，可伴有水肿，严重时可导致孕妈妈抽搐、昏迷、心肾衰竭，甚至会导致更加严重的后果。所以，孕妈妈要做好日常保健工作，并按时做孕期检查。

预防妊娠高血压疾病

产前检查，做好孕期保健工作

妊娠早期应测量一次血压，作为孕期的基础血压，以后每次检查，均要观察血压及体重的变化、有无蛋白尿及头晕等自觉症状。

加强孕期营养及休息

加强妊娠中后期营养，尤其是蛋白质、多种维生素、叶酸、铁剂的补充，保证每天摄入蔬菜 500 克以上，水果 200~400 克，多种蔬菜和水果搭配食用，增加纤维素的摄入，降低血脂。还可补充多种维生素和矿物质，保证鱼、禽、蛋、瘦肉、豆制品等优质蛋白质的摄入，这对预防妊娠高血压疾病有一定作用。酱油也不能摄入过多，6 毫升酱油中所含的盐分与 1 克盐相当。

少摄入动物性脂肪

孕妈妈宜以植物油代替动物性脂肪，每天烹饪用油大约 20 克。

尽量少吃或不吃热量高的食物

孕妈妈宜少吃糖果、点心、甜饮料、油炸食品及高脂食品。

限制食盐的量

建议孕妈妈每天食盐的摄入量不超过 5 克，有助于预防妊娠高血压疾病。

第 26 周 体重迅猛增长

孕妈妈第 26 周日常保健

如何缓解孕期不适症状

孕期常见 不适症状	原因及具体表现	应对措施
牙龈出血	牙龈组织中的毛细血管扩张、弯曲、弹性减弱，血流瘀滞，血管渗透性增加，造成牙龈肿胀、脆软、出血。	孕期要注意口腔卫生，做到餐后刷牙，清除食物残渣，避免伤及牙龈。
小腿痉挛	多由缺钙所致；另外，孕妈妈的腹部增大，也会加重腿部肌肉的负担，造成小腿肚抽筋；也有人认为是体内钙磷比例失调造成的。	建议不要饮用含磷较多的软饮料，拒绝快餐食品及加工过的食品。发生痉挛时，可将腿伸直，脚趾向上翘，或用力按摩几分钟，均可缓解痉挛。每天睡觉前按摩腿、脚，睡觉时可把腿稍微垫高一些。
腰背痛	常与过度挺胸而导致脊柱痛有关。一般在晚上及站立过久时疼痛加剧。	注意多休息，不要提重物，避免增加腰部和背部的负担。
骨盆痛	随着子宫的增大，骨盆关节韧带被压迫牵拉，会引起疼痛。	注意休息。
臂痛	手臂疼痛，主要与孕期脊椎骨变化、压迫脊神经有关。	避免做牵拉肩膀的动作。不要服用止痛药。生活中要注意保持正确的姿势，加强体育锻炼或做适当的按摩。

职场孕妈妈如何吃零食

• 孕妈妈可随身备些零食

孕妈妈要为胎儿提供源源不断的营养，而且营养物质不能单一，要丰富且全面。上班族的孕妈妈最好从怀孕一开始就随身带一些零食，例如核桃、大枣、芝麻和各种豆类、糙米等，这些都是对孕妈妈有益的食物。

例如，可以随身带一些核桃仁，在工作的间歇当作零食吃，既可消除烦躁，又可补充微量元素，还对胎儿的脑神经发育有益。核桃有股涩涩的味道，如果觉得难以下咽，可以做成核桃粥，如果嫌麻烦，也可以把核桃制成琥珀核桃，香甜酥脆，放在密封罐里，可以当作小零食随时吃。

• 孕妈妈慎吃的零食

1. 海苔：海苔热量较低，但是钠的含量却很高，尤其有一些海苔上还会撒一层薄薄的盐，因此，提醒孕妈妈不要过多食入，否则，在怀孕后期很可能造成水肿。

2. 坚果类：坚果类零食对孕妈妈非常有益。但需要注意的是，坚果的油脂和热量含量较高，建议孕妈妈不要在不知不觉中吃太多；有些炒制的坚果吃多了容易上火，孕妈妈也要注意。

3. 鱿鱼丝：鱿鱼丝属于加工食品，其中会添加一些香料等，建议孕妈妈要适量食用。

4. 蜜饯类：如果孕妈妈有孕吐的情况，建议吃一两个蜜饯就好，但因为蜜饯在制作过程中往往添加了多种添加物，并且含糖量高，不易消化，建议孕妈妈不要吃太多。

5. 巧克力和糖果：巧克力和糖果都是高热量的食物，且对孕妈妈的牙齿不好，不能多吃。

6. 饼干：不要选择含糖量太高的饼干，如奶油夹心饼干等，可以吃几块苏打饼干或高纤维饼干。

7. 葡萄干：葡萄干含有不少对人体有益的营养素，对孕妈妈来说是不错的零食，不过二三十颗葡萄干（约 20 克）的热量相当于一个拳头大的水果的热量，通常大家在吃葡萄干时都是一把一把地抓，很难控制食量，孕妈妈要注意不要吃太多。

8. 布丁：布丁的主要成分是奶和蛋，孕妈妈可以适量食用。

9. 薯条和薯片：它们属于油炸类食品，孕妈妈尽量不要吃。

第 26 周 问题聚焦 　孕期牙齿问题

正视牙病，主动就医

一些孕妈妈在患了牙齿疾病后不愿意就医，认为没什么大不了的，不予以重视。其实，这种做法是极其有害的。孕妈妈应该摒弃种种顾虑，主动与牙科医生联系，获得专业的帮助。

孕期牙齿疾病治疗一览表

孕期的不同阶段	原因	处理
孕早期 （孕1~3月）	孕早期是胚胎器官发育与形成的关键期，如服用药物不当或X射线照射剂量过高，可导致流产或胎儿畸形。	如非紧急情况，医生不建议进行牙科治疗。
孕中期 （孕4~6月）	若必须在孕期治疗牙齿疾病，最好选择孕中期。	建议只做一些暂时性的治疗，如龋齿填补等。
孕晚期 （孕7~10月）	因子宫容易受外界刺激而引发早期收缩，再加上治疗时长时间采取卧姿，胎儿会压迫下腔静脉，减少血液回流，引发仰卧位低血压，出现心慌、憋气等症状。	孕妈妈不适宜进行长时间的牙科治疗。

关于孕期拔牙问题

怀孕期间除非有必须拔牙的情况，一般不宜拔牙。怀孕的前两个月内拔牙可能引起流产；怀孕8个月以后拔牙可能引起早产。

如必须拔牙，最好选择孕3~7月，并做好准备工作，才相对安全些。孕妈妈要保持足够睡眠，避免精神紧张，在拔牙前一天和当天用保胎药，拔牙麻醉剂中不可加入肾上腺素；麻醉要完全，防止因疼痛引起子宫收缩而导致流产。

孕期常见的牙周问题

妊娠期牙周炎

怀孕期间激素改变，使牙龈充血肿胀，颜色变红，刷牙容易出血，偶有疼痛不适。

妊娠牙龈瘤

一般发生在怀孕中期，由于牙龈发炎与血管增生，形成鲜红色肉瘤（牙龈边缘长出的小结节）。大小不一，生长快速，常出现在前排牙齿的牙间乳头区。不需要治疗，或只针对牙周病进行基本治疗。如洗牙、口腔卫生指导、牙根整平等，这是为了减少牙菌斑的滞留与刺激。牙龈瘤会在分娩之后很快消失，不用太过担心。如出现妨碍咀嚼、易咬伤或过度出血等，可考虑切除，但孕期手术容易再发。

其他

怀孕期间也可能会有牙周囊带加深、牙齿容易松动等症状。

远离孕期牙龈炎

牙龈炎的危害

患有牙龈炎的孕妈妈，由于牙龈疼痛出血，会直接影响食欲，进而影响到胎儿正常的生长发育。此外，牙齿里面的细菌还会通过血液传染给腹中发育的胎宝宝，使其出生后发生口腔疾病的概率提高。

于生活细微之处防治牙龈炎

1. 不吃过冷、过热、过硬的食物，避免对牙龈的不良刺激。

2. 多进食维生素 C 含量高的蔬菜、水果以及含钙的食物，可降低毛细血管的通透性，防止牙龈出血。

3. 三餐后要及时刷牙、漱口，认真清理牙缝，不让食物残渣嵌留。孕妈妈可以在包里随身携带一套牙膏牙刷，以便随时都可以刷牙。

4. 选用短软毛的牙刷，顺着牙缝轻轻刷牙，以避免碰伤牙龈，引起出血。

5. 用电动牙刷。电动牙刷清洁牙齿的效果好，可按摩牙龈，增进牙龈健康。

6. 刷牙时要记得刷舌头，因为舌头上沉积着很多口腔中的细菌。

7. 尽量少吃或者不吃粘牙的甜点或糖果。

第 27 周 会眨眼的胎宝宝

孕妈妈第 27 周日常保健

上分娩育儿课

孕妈妈可以选择上分娩育儿课，它会教给你很多从未听说过的知识。此外，上分娩课程，你还可以与其他孕妈妈交流经验，互谈感受，从而消除焦虑。

一般社区的医院或妇幼保健院都会开设这种课程，当然，不放心的话，你可以让医生或其他生育过宝宝的妈妈为你推荐几家距家近且质量较好的机构，还可以上网搜索一下本地区有哪些母婴中心开设这种课程。

• 什么时候开始上分娩育儿课

有些孕妈妈在怀孕一两个月就开始上分娩育儿课了，有些在孕前就开始上了。不过，大多数孕妈妈都是在怀孕六七个月时才上的。正规的分娩育儿课都有固定的课程安排，一般会上 6~12 周，每周上 1~2 节课，正好可以在分娩前 1 周左右上完。孕妈妈可以根据自己的时间选择上平时班还是周末班、上午班还是下午班，还有随机的，孕妈妈可以自己看课表随时来上课。

分娩课内容	育儿课内容
■ 怀孕期间孕妈妈的身体变化、胎儿的变化 ■ 孕期的营养指导 ■ 孕妇保健操 ■ 孕期的安全问题 ■ 孕期不同阶段孕妈妈的不适与应对策略 ■ 产前检查项目和内容、孕期并发症与预期会出现的分娩问题指导 ■ 各时期适宜的胎教方法 ■ 微量元素测查 ■ 产前征兆及分娩常识	■ 母乳喂养方法 ■ 新生儿日常护理、洗澡、换尿布的方法 ■ 新生儿常见病的预防和护理 ■ 新生儿意外情况的应对 ■ 新生儿用品的选购 ■ 婴儿抚触方法 ■ 母乳喂养知识性技能

第 27 周 问题聚焦

孕期如何应对感冒

孕妈妈怀孕后身体抵抗力下降，容易诱发感冒。那么，孕期如何做才能有效地避免感冒的侵扰呢？为此，孕妈妈在日常生活中要做到下面几点：

1. 勤洗手，不用脏手摸脸、嘴巴和鼻子。

2. 保持个人卫生。单独使用毛巾和餐具；每次刷完牙需要将牙刷清洗干净，将刷毛朝上，使其快速变干。

3. 尽量少去人多的公共场所，外出乘坐公共交通工具时应尽量戴上口罩。

4. 保持室内通风透气，可以放一盆水或使用加湿器，提高相对湿度。

5. 注意脚部保暖。脚部受凉容易引起鼻黏膜血管收缩，使孕妈妈受到感冒病毒的侵扰。

6. 多吃水果和蔬菜，少吃盐。盐会抑制上皮细胞的功能，能减少抗病因子的分泌。

除了上面的日常细节要注意之外，生活中往往还有一些小妙招，能够帮助孕妈妈缓解感冒。

缓解感冒的小妙招

1. 感冒时，觉得喉咙痛痒的话，可以用浓盐水漱口，每隔 10 分钟 1 次。

2. 鼻子不通气的话，可以在保温杯内倒入 42℃ 左右的热水，将口、鼻贴近茶杯口，不断吸入蒸汽，每天 3 次。

3. 若感冒并伴有咳嗽，可以把 1 个鸡蛋打匀，加入少量白糖和生姜汁，用开水冲服，喝 2~3 次就能止咳。

调养感冒的食谱

萝卜白菜汤

材料：白菜心 250 克，白萝卜 60 克，红糖 10~20 克。

做法：

1. 白菜心切块；白萝卜洗净，切块。

2. 将白萝卜块放入锅中煮熟，加白菜心稍煮，再加红糖调味即可。

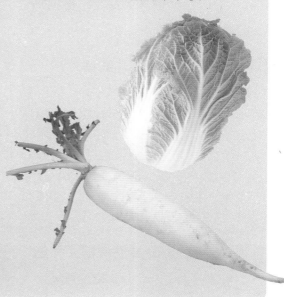

第 28 周 能做 360° 大转身

孕妈妈第 28 周日常保健

如何采购宝宝物品

相信这一天孕妈妈已经等好久了。此刻，趁着自己行动还算方便，你不需要再按捺这股冲动了，你真的可以着手为宝宝准备必需品了。

但是，在上街之前，你要先做一些准备工作。首先要弄明白什么是最需要的，最好列出一份购物清单，并且从思想上武装好自己，以应对售货员的三寸不烂之舌，按捺住自己被成功游说而想把每样东西都买下来的冲动。

•不必买整套婴儿衣物

因为每个宝宝的需求不同，而且宝宝长得快，整套婴儿衣物很快就不适合宝宝穿了，如果备多了，用不上反而会造成浪费。一般来说，所选购衣物的尺码，至少要大一号的，有些衣服（尤其是外贸服装）都比一般尺寸大或小，如果拿捏不准，干脆就买大的，因为宝宝会长大。

•宝宝装没必要件件都买新的

在刚开始的几个月，宝宝可能一天得换好几身衣服，这么多衣服不但占空间，也是一笔不小的开销。所以，若同事或朋友、家人能给你旧的宝宝装，只要质量好，就高高兴兴地收下吧。记住，要将借到的，或亲友给的（二手货也好）衣物从购物清单上勾掉，这能够为你节省一大笔钱。

•直接向亲朋说出自己的需求

如果亲朋好友问你需要什么，不要觉得不好意思，你可以直接告诉他们你的需求。当然，你也可以给他们几样价格不同的东西任其选送，但是不要告诉所有人你需要某件物品，以避免礼物雷同。

•暂缓购买非迫切必需品

宝宝出生后，你也许会收到很多礼物，如成套的婴儿服、婴儿车、较大一点才能玩的玩具等。

•选购时考虑气候因素

若宝宝出生在一个季节刚开始时，先买几件当季能穿的衣服，再买几件大一点且能应付即将到来的天气的衣服，必须考虑到宝宝长大点后还能穿。

• 以方便舒适为原则

买宝宝衣物时，方便舒适为第一要则，款式时髦与否次之。最好选择质地柔软、容易清理且带按扣的外套，领口要宽松，裤子要能开裆的，方便换尿布。要选择肩扣式内衣，方便调整；选择有弹性的料子；不要有腰线，或腰部可伸缩；睡衣最好有两排按扣；裤脚可以卷起来；连体裤长度要适中，或在脚踝处可伸缩。

• 考虑性别因素

若事先不知道宝宝的性别，可尽量买些中性颜色的衣物，如红色、蓝色、海军蓝、白色、奶油色等都可以。等宝宝出生后再买适合的颜色。

• 选择寝具时重实用和安全

在为宝宝购买寝具时，实用性和安全性远远胜于外观。如一个古董风格的婴儿床固然能使房间生色不少，但有可能它的某部分已逐渐松脱，随时会让宝宝摔下来。另外，它所使用的可能是含铅量过高的旧漆，那对宝宝的潜在危险更大。

• 购买清洁用品时注意查看标签

只买需要的清洁用品，如婴儿沐浴精或婴儿肥皂、婴儿油、爽身粉、湿纸巾（婴儿专用、不过敏）、消毒棉球、婴儿专用指甲剪等。另外，购买这些东西时还应注意看标签或说明书：不含酒精（酒精会使宝宝皮肤干燥），尽量不添加人工色素、防腐剂或其他化学添加剂。

• 家里备好医药箱

医药箱里要放一些婴儿常备药，尽可能把需要的药品全都备齐，以免哪天深更半夜宝宝突然发高烧，而你却没有任何退烧药可用；或急性腹泻哭闹不止时，你找不到止泻药。

准爸爸也参与到为宝宝准备衣物的行动中来吧，让孕妈妈抽空多休息，为分娩做好准备。

? 第 28 周 问题聚焦

穿出漂亮孕妈妈

漂亮孕妇装

孕妈妈在妊娠期间注意修饰打扮，可以掩饰体形的变化，有助于保持良好心情，对妈妈、宝宝的健康都有利。

挑选要点

面料：孕妈妈皮肤非常敏感，要选择质地柔软、透气、吸汗的面料，如纯棉、麻、真丝等。尽量避免选择容易引起过敏的化纤类衣物。

款式：选购孕妇装时，胸部、腹部、袖口处最好宽松些，会让孕妈妈感觉舒适。上衣可以选择开衫，方便穿脱；背带类的孕妇装穿着方便且能减轻腹部压力，是不错的选择。

颜色：最好选择柔和甜美、素雅清淡的，能让人心情平静，减轻压抑感。

体型不同，选择不同

娇小型：宜选择轻巧、可爱的孕妇装。如果是两件式的套装，要注意上衣稍微短一些，这样能让身形显得更修长。

高大型：宜选择连袖的，不要挑选蓬松感太强的布料，以免看起来臃肿。

消瘦型：宜多穿背心裙，领口不要太低，肩膀也要挑选合适的。

丰满型：最好穿细肩带的衣服或洋装，同时不要穿高腰或胸线突出的衣服，以免更加凸显胸部。

选择好内裤

怀孕 1~3 个月，宝宝的身长约 9 厘米，孕妈妈的身体没有明显变化，还可以穿普通的纯棉内裤。怀孕 4~7 个月，孕妈妈的腹部明显鼓起，外观开始变化，可以穿着能包裹整个腹部的高腰孕妇内裤。怀孕 8~10 个月，孕妈妈腹壁扩张，特别是到了第 10 个月，变大的子宫会向前倾，腹部更加突出，这时，可以选择有前腹加护的内裤。

穿平底鞋

怀孕的女性腹部一天天隆起，体重增加，身体重心前移，站立或行走时腰、背部肌肉和双脚的负担加重，最好选择软底布鞋或旅游鞋，不要再穿高跟鞋了。

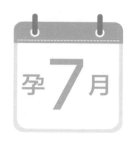

孕 **7** 月 准爸爸要做的事儿

留意孕妈妈的行动安全

孕 7 月，孕妈妈的腹部向前凸出，看不到脚下，准爸爸要更加留意孕妈妈的行动安全。去做产检和进行产前培训的时候，准爸爸要全程陪护，给孕妈妈和胎宝宝足够的关爱，让妻子更加安心、更加幸福地孕育胎宝宝。

多与妻子交流

孕妈妈活动越来越不方便，交际的机会也比较少了，也许这会让孕妈妈产生孤独感。准爸爸千万不要冷落了妻子。多陪伴妻子，与她谈谈心，商量一下关于分娩的一些事情，例如选择哪种分娩方式，在哪家医院进行分娩等，这些都是萦绕在孕妈妈心中、容易造成困扰的问题，两个人应该一起面对。

帮妻子按摩

随着怀孕月龄的增加，洗澡时也会有所不便，而且滑倒的可能性较大，准爸爸也要帮助孕妈妈洗澡了。

准爸爸要多陪伴孕妈妈，多交流、沟通，帮助孕妈妈放松心情，交流的方式有谈心、一起听胎动、游戏等。

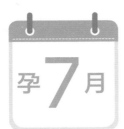

孕7月 营养膳食

孕 7 月营养指南

1
孕 7 月的胎宝宝生长速度依然较快，孕妈妈要多为腹中的宝宝补充营养。在保证营养供应的前提下，坚持低盐、低糖、低脂饮食，避免出现妊娠糖尿病、妊娠高血压、下肢水肿等不适症状。

2
多吃南瓜和谷物、豆类。南瓜富含维生素 A 和果胶，可延缓肠道对糖的吸收，清除体内的重金属，对防治妊娠糖尿病很有益。谷物和豆类中富含蛋白质和 B 族维生素，对胎宝宝的大脑发育十分有益，还能预防孕期便秘。

3
多摄取膳食纤维、维生素及矿物质，多吃一些蔬菜水果，少吃或不吃难以消化或易胀气的食物，如油炸的糯米糕等食物，避免腹胀引发的血液回流不畅，使下肢水肿症状更加严重。

4
如果孕妈妈水肿症状较为严重，可以吃一些消肿的食物，如冬瓜、胡萝卜等。

孕 7 月重点营养素

• 1. 维生素 A

维生素 A 能促进胎宝宝成长，有利于皮肤黏膜的健康，有利于保护视力，还能增强孕妈妈的抗病能力。富含维生素 A 的食物有蛋黄、黄油、肝、胡萝卜、番茄、南瓜、菠菜等。

• 2. 维生素 B_1

维生素 B_1 能促进糖质代谢，增进食欲，可帮助消化吸收，对孕妈妈的代谢活动和胎宝宝的生长发育都有重要意义。富含维生素 B_1 的食物有谷类的胚芽、荞麦面、花生等。

• 3. 维生素 B₂

维生素 B₂ 能够支持身体的成长、组织的修复和细胞的再生，对食物的顺利消化、神经系统的健康、铁的吸收有重要的作用，还能够与维生素 A 共同作用，维持正常视觉功能。富含维生素 B₂ 的食物有牛奶、奶酪、豆豉、蛋类、青菜等。

• 4. 维生素 C

维生素 C 有助于铁的吸收，对孕妈妈预防缺铁性贫血有益。维生素 C 的主要来源是新鲜蔬菜和水果。水果中，酸枣、柑橘、草莓、猕猴桃等中的维生素 C 含量最高；蔬菜中以番茄、菠菜、韭菜、豆芽及红、黄色辣椒的含量最多。孕妈妈除了要多吃富含维生素 C 的新鲜果蔬外，还要注意合理烹调，快炒和少加水，以减少维生素 C 的流失。

• 5. 维生素 D

维生素 D 具有抗佝偻病的功效，能与钙和磷共同作用，健全全身的骨骼和牙齿，有效预防骨质疏松的发生。还能帮助人体吸收维生素 A，维持血液中柠檬酸盐的正常水平，防止氨基酸的损失。富含维生素 D 的食物主要有蘑菇、白萝卜干、干鱼、胡萝卜、杜果、菠菜、番茄、坚果、鱼肝油、乳酪等。

• 6. 适量补铁

为了预防缺铁性贫血，孕妈妈要注意多吃瘦肉、动物肝脏及动物血、蛋类等富含铁的食物。豆制品含铁量较多，肠道的吸收率也较高，要注意摄取。主食中面食比大米含铁量高，肠道吸收也比大米好，缺铁的孕妈妈可以相对多吃面食。水果和蔬菜不仅能够补铁，所含的维生素 C 还可以促进铁在肠道内的吸收。因此，最好多吃一些水果和蔬菜。

孕 7 月一日食谱推荐

早餐	午餐	晚餐
（7：00~8：00） 花生米粥60克，肉包子1个，煮鸡蛋1个，凉拌菠菜50克	（12：00~12：30） 米饭100克，木耳炒圆白菜100克，虾仁炖鲤鱼100克	（18：00~18：30） 红烧牛肉100克，海米炝芹菜100克，菠菜鸡蓉粥150克
加餐（10：00） 苹果1个，酸奶150毫升	加餐（15：00） 酸奶150毫升，腰果10粒	加餐（21：00） 橘子1个

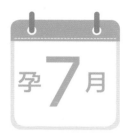

孕**7**月

胎教主题 卡片胎教

　　5 个月以上的胎宝宝已具有学习的可能，而胎宝宝的记忆能力从 6 个月开始提升，在怀孕第 8 个月时逐渐稳定下来，这段时期利用图形卡片对胎宝宝进行文字教育往往可以取得最佳的效果。

1. 文字卡片

准备好一沓长 15 厘米、宽 14 厘米左右的白色图纸。

在图纸中央用鲜艳的颜色写上很大的字。

按一定的标准将所有的卡片分类存放和使用。

2. 数字卡片

准备一沓长 15 厘米、宽 14 厘米左右的白色图纸。

把卡片分成两套，分别在上面写下 1~10 的阿拉伯数字，用十种不同的颜色给每个数字着色，两套卡片中同一个数字的颜色要保持一致。

再在一些图纸上写下 "＋" "－" "＝" 等符号，涂上不同的颜色。

3. 单词卡片

准备一沓长 15 厘米、宽 14 厘米左右的白色图纸。

在卡片中央写上发音相似的单词。

在单词下方画上插图，说明单词的含义。

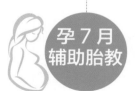

孕 7 月
辅助胎教

　　在孕 7 月，孕妈妈除了主要做图形卡片胎教外，还需要意念胎教、光照胎教作为补充。

意念胎教

　　胎宝宝和孕妈妈是心灵相通的，胎宝宝的心智和情商方面的发展需要依赖孕妈妈的文化素质和道德情操。当孕妈妈美好、纯洁、丰富的想象通过意念传达给胎宝宝时，会对他有很大益处。

光照胎教

　　据科学实验显示，当光照射孕妈妈腹部时，胎宝宝会做出蠕动反应。大部分胎宝宝在 6~7 个月的时候都会有这种反应，这说明宝宝可以感觉到母体外的光线这一事实。所以，本月开始，可以对胎宝宝施行光照胎教，但是要避免强光对胎宝宝产生刺激。

保健运动

这个阶段，孕妈妈食欲好，要注意控制体重，每天保证半小时以上的运动。做孕妇操要注意节奏缓慢、动作柔缓。举手呼吸可预防孕晚期呼吸困难；拉伸肩部有助于身体松弛。

举手呼吸

两脚分开，与肩同宽，将双臂缓缓地举向上方并用鼻子吸气（图1），与此同时抬起自己的脚后跟。

功效：提高孕妈妈保持身体平衡的能力并增加氧气的供应量。

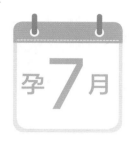

1

拉伸肩部

第一步：两腿稍分开，膝盖弯曲，跪坐，上半身前倾并尽可能地向前伸出双手（图2）。

第二步：让双手接触地面，彻底地舒展自己的肩部（图3）。

功效：增加肩膀的柔韧性，并让整个身体松弛下来。

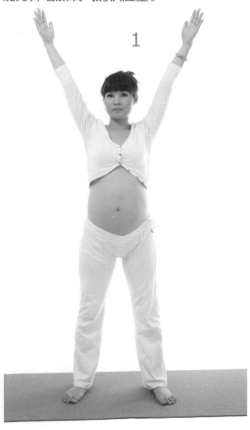

2

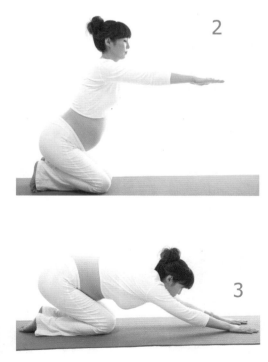

3

孕8月

29～32周

清晰可见的胎动

胎宝宝的生长发育

第 29 周
营养需求更多了

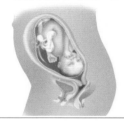

　　我大概重 1.1 千克，从头到脚长 38 厘米。我的营养需求比以往增加了许多。感受到光线时，我的脖子会随着光线的方向转动。我现在已经有睫毛了，说不定此刻我正在眨眼睛呢。

第 30 周
眼睛会追踪光线了

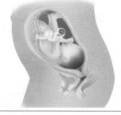

　　随着我的长大，妈妈的子宫空间越来越少，所以羊水也会减少。现在我能分出光亮和黑暗了，我甚至能够来回地追随光源，和光线"捉迷藏"了。我在这个时候的胎动会逐渐减少。

第 31 周
会转头的小天才

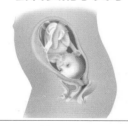

　　我即将经历一个发育的高峰。我在一周的时间里体重能够增加 200 克以上。我能够把头从一侧转向另一侧了。我的肺部和消化器官都已经形成，我的眉毛和睫毛也变得更加完整。

第 32 周
会耍情绪的胎宝宝

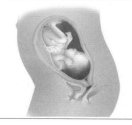

　　本周我的手指甲和脚指甲已经完全长出来了。我对声音有了灵敏的反应，我开始有了自己的情绪。

孕妈妈身体变化	本周注意事项	产检项目
孕妈妈正式进入孕晚期。孕妈妈的体重将增加 5 千克左右，时常会觉得肚子一阵阵发硬、发紧，这是不规则宫缩。孕妈妈会感觉疲劳，行动不便，食欲也会因胃部不适而有所下降。	即使只感觉到轻微的阵痛，也要立刻采取侧卧姿势并保持镇定，如出现多次阵痛，要去医院接受检查；保证充足睡眠，缓解压力，能预防黑痣和雀斑等皮肤问题的出现。	检查子宫高度；检查皮疹、静脉曲张、水肿等项目；检查自己的饮食习惯，看看是否超重或偏轻；听胎儿的心跳；28～32 周通过超声检查进行第二次系统排畸；如有必要，检查血色素及血细胞比容；检查体重和血压；验尿。
孕妈妈会感到身子越发沉重，呼吸困难，力度不大的一个动作都可能会让孕妈妈喘不上气来，吃饭后更觉胃部不适。	洗浴时，水温不要过热，还要特别小心脚底打滑；选择能强化大肠功能的饮食，如梅子、牡蛎等；避免进行可能会压迫静脉并导致血液循环发生障碍的运动，行动时要更加小心。	（以上检查仅供参考，具体产检以医院及医生建议为准）
孕妈妈会出现腰酸背痛、肚皮紧绷、脚部水肿及小腿抽筋等孕期不适症状；乳头周围、下腹部及外阴的颜色越来越深，身上的妊娠纹和脸上的妊娠斑也更为明显了。	乳房体积变大，即使受到很小的刺激也会出现明显阵痛，尽量不要用力搓按；在感到困倦时，可以采取侧卧姿势尽快消除疲劳感；适当散步，减轻水肿。	
腹部的深色条纹可能变得更加明显，肚脐有可能变得平整，也有可能会明显凸出；脊柱和骨盆的关节变化，容易导致孕妈妈出现腰部疼痛；双腿会感受到压力，所以不宜久站。	要注意外阴清洁；不要垫高背部睡觉，易发生高血压、恶心和眩晕等症状；如果阵痛超过 30 分钟且持续增加，又合并有阴道出血或流水现象时，要立即送医院。	

第 29 周 营养需求更多了

孕妈妈第 29 周日常保健

不宜过早入院待产

进入孕晚期的孕妈妈有时会出现不规则宫缩，这是正常的生理现象，是假宫缩（见 202 页：真假临产的辨识），孕妈妈不必紧张，也不必一出现宫缩就立即入院待产。

固然，临产时身在医院，会相对安全得多。但是，过早入院待产也不见得就好。具体原因如下：

1. 宝贵的医疗资源是有限的，如果每个孕妈妈都过早入院待产，就会加剧已然紧张的医疗设备配制使用情况，这样势必会影响到孕妈妈的生活，因为医院不会像家中那样舒适、安静和方便。

2. 入院后较长时间不临产，孕妈妈会有紧迫感，特别是看到后入院者一个个都比自己提前分娩，不免心中更加焦躁不安，对胎宝宝也较为不利。

3. 病房内的不良刺激。孕妈妈住院期间，病房内发生的每一件事都可能会影响到孕妈妈的情绪，这种影响很多时候对孕妈妈来说是不良刺激。

因此，过早进入医院反而影响情绪，不利于安养。

孕妈妈这时不宜远行

· 哪些孕妈妈不能远行

曾经有过自然流产、宫外孕、妊娠高血压、早产、宫颈松弛症、难产史、胎盘早期剥离、子宫及胎盘先天异常等情况的孕妈妈。

患有高血压、盆腔炎、下肢静脉曲张合并栓塞，Rh 阴性血型或者孕早期有严重害喜现象的孕妈妈。

有内科病史的孕妈妈。

患有某些常见的慢性疾病，如糖尿病、心脏病、脑血管病变、痛风、严重贫血等的孕妈妈。

晕车、晕船、晕机的孕妈妈。

· 健康的孕妈妈也不宜远行

孕晚期，孕妈妈的生理变化很大，对环境的适应能力也降低了，长时间的车船颠簸会使孕妈妈身体疲惫，还会影响其睡眠质量，引起不良情绪，从而导致身心疲惫。车里的汽油味还会令孕妈妈恶心、呕吐，影响其食欲。而且，公共交通工具内空气比较污浊，致病菌也散布各处，容易使孕妈妈感染疾病。

？ 第 29 周 问题聚焦　了解胎动异常

胎动突然减少

原因：孕妈妈发热

一般来说，孕妈妈轻微发热，胎儿会因羊水的缓冲作用，并不会受到太大的影响。若孕妈妈的体温持续过高，超过 38℃ 的话，就会使胎盘、子宫的血流量减少，胎宝宝就会变得少动。这种情况下，孕妈妈需要尽快去医院看医生。

胎动突然加快

原因：孕妈妈不慎受到剧烈的外伤

一般来说，轻微的撞击不会对胎宝宝造成什么伤害，因为有孕妈妈羊水的保护，可减轻外力的撞击。但一旦受到严重的外力撞击，就会引起剧烈的胎动，甚至造成流产、早产等情况。此外，如果孕妈妈有头部外伤、骨折、大量出血等状况出现，也会造成胎动异常。所以，孕妈妈应尽量少去人多的场合，避免被碰撞，并且要减少大运动量的活动。

胎动突然加剧，随即快速停止

原因：胎盘早期剥离

这种情况多发生在孕中期以后，有高血压、严重外伤或短时间子宫内压力减少的孕妇多容易出现此状况。

症状有：阴道出血、腹痛、子宫收缩、严重休克。孕妈妈一旦出现这样的问题，胎儿也会随之做出反应：他们会因为突然缺氧，出现短暂的剧烈运动，随后又很快停止。

这就要求有高血压的孕妈妈，定时去医院做检查，并依据医生的建议安排日常的生活起居，避免外力冲撞和刺激，保持良好的心态，放松心情。

急促的胎动后突然停止

原因：脐带绕颈或打结

这个时期好动的小家伙已经可以在羊水中自由地活动，如翻身打滚是常有的事情，所以很容易发生脐带绕颈或打结的情况，这种情况一旦出现，就会使血液无法流通，导致胎宝宝因缺氧而窒息。

妇产科小词典

如果孕妈妈只是一般性感冒而引起发热，对胎儿不会有太大的影响。但若是感染性的疾病或是流感，尤其对于接近预产期的孕妈妈来说，对胎宝宝的影响就较大。

第 30 周　眼睛会追踪光线了

孕妈妈第 30 周日常保健

孕妈妈慎用的七类中成药

类别	中成药	药效	毒性
泻下药	如十枣丸、舟车丸、麻仁丸、润肠丸等。	有润肠通便等作用。	有损胎气。
祛风湿痹痛类药	如虎骨木瓜丸、活络丸、天麻丸、华佗再造丸、伤湿止痛膏等。	以祛风、散寒、除湿、止痛为主要功效。	包含具有活血作用的成分，或性质辛热，有损胎气。
消导类药	如槟榔四消丸、九制大黄丸、清胃和中丸、香砂养胃丸、大山楂丸等。	有消食导滞、消痞化积的作用。	具有活血行气、攻下之效，容易导致流产、早产。
清热类药	如六神丸、牛黄解毒丸、败毒丸、消炎解毒丸等。	具有清热解毒、泻火、燥湿等功效。	六神丸在怀孕早期服用可引发胎儿畸形，孕晚期服用则易导致儿童智力低下等。此外几种清热类中成药易导致孕妈妈流产、早产。
理气类药	如木香顺气丸、气滞胃痛冲剂、开胸顺气丸、十香止痛丸等。	具有舒畅气机、降气行气的功效。	下气破气、行气解郁力强，是孕妈妈的禁药。
理血类药	如七厘散、小金丹、虎杖片、脑血栓片、云南白药、三七片等。	具有活血祛瘀、理血通络、止血等功效。	容易导致流产、早产。
开窍类药	如冠心苏合丸、安宫牛黄丸等。	具有开窍醒脑的功效。	因含有麝香，孕妈妈服用容易导致流产、早产。

? 第 30 周 问题聚焦

谨防孕期贫血

孕期贫血的症状

大部分贫血孕妇没有症状，除非病情进展明显。这就是孕期必须做血常规检查的原因。

孕期贫血早期症状

常常感觉疲乏；容易出现眩晕症状；面色苍白；指甲薄脆。

孕期贫血进展期症状

呼吸困难，心悸，胸痛，食欲差。

如何知道孕妈妈贫血了

判断贫血的最好方法是血常规检查，未怀孕时，女性的血红蛋白最低值为每升 120 克，而孕妇为每升 110 克。若怀孕时血红蛋白为每升 90~110 克，则为轻度贫血，低于每升 70 克为严重贫血。

孕期贫血的危害

贫血的孕妈妈，妊娠高血压疾病的发生率高于正常孕妈妈；容易影响胎儿的生长发育，造成先天不足，后天体弱多病，容易发生呼吸道和消化道感染，并成为成年后代谢性疾病的高危人群；在分娩时，常常使胎儿不能耐受子宫阵阵收缩造成的缺氧状态，在宫内发生窒息；会发生宫缩乏力、产程延长、产后出血等状况；在产褥期抵抗力比正常产妇低，容易并发会阴、腹部刀口感染；产后子宫恢复慢，恶露持续不净，子宫容易滋生细菌，引起子宫内膜炎；奶水分泌大多比正常产妇的少。

改善孕期贫血的方法

多吃含铁丰富的食物

鸡肝、猪肝等动物肝脏富含矿物质，一周可吃两次。鸭血汤、蛋黄、瘦肉、豆类、菠菜、苋菜、番茄、红枣等食物含铁量都较高，可经常吃。

食物要多样化

经常进食牛奶、胡萝卜、蛋黄，多吃富含维生素 C 的果蔬，可以补充维生素 A，有助于铁的吸收。还可于三餐间补充些牛肉干、鸡蛋、葡萄干、牛奶、水果等零食，这也是改善贫血的好方法。

妊娠中后期多吃高蛋白食物

妊娠中后期，胎儿发育加快，只要孕妇每周体重增加不超过 0.5 千克，就要多吃高蛋白食物，比如牛奶、鱼类、蛋类、瘦肉、豆类等，这些食物对贫血的治疗有良好效果。

在医生的指导下服用铁剂

对某些孕妈妈来说，孕期单单从饮食中摄取铁质，有时不能满足身体的需要。出现明显缺铁性贫血的孕妈妈，可在医生的指导下服用铁剂。

第 31 周 会转头的小天才

孕妈妈第 31 周日常保健

预防妊娠期泌尿系统感染

孕妈妈在怀孕期间很容易发生尿路感染，尿路感染时的高热可引发流产和早产，在妊娠早期还可导致胎儿神经管发育障碍，使无脑儿的发生率提高。严重的尿路感染可使孕产妇发生中毒性休克。

• 患妊娠期泌尿系统感染的原因

1. 妊娠期，肾脏对葡萄糖、氨基酸及水溶性维生素等营养物质过滤增多，所以，尿液中这些物质的含量增加，为细菌生长提供了物质条件。

2. 妊娠期，输尿管增粗、变长并屈曲，蠕动减少，排尿后输尿管中仍留有一些尿液，为细菌的繁殖提供了条件。

3. 排尿时，由于膀胱收缩，使膀胱内压增大，可致部分尿液逆流而进入输尿管中，又不易排回膀胱，导致上行性感染。

4. 临产时，由于胎头挤压，膀胱底部充血、水肿，从而极易导致局部损伤和感染。

5. 孕妈妈不注意性生活卫生，分泌物增多，不注意清洗大小阴唇及阴道前庭部，从而极易污染尿道口。

• 妊娠期泌尿系统感染的诊断

1. 妊娠期泌尿系统感染的诊断并不难，治疗则具有特殊性。孕妈妈如果突然发生尿急、尿频、尿痛、腰痛等症状，同时伴有寒战、高热、尿蛋白、白细胞增多，则可以诊断为急性肾盂肾炎。如只有尿急、尿频、尿痛、尿中白细胞增多等症状，则是膀胱炎。

• 防治和调养

保持外阴部清洁、干爽，用中性皂液清洗外阴；内衣、内裤选用天然材料，如棉、丝等。

发生尿路感染后，孕妈妈要多饮水，使每日尿量达 2000 毫升以上，轮流侧卧以交替地促进输尿管引流。

如果选择药物治疗，既要考虑对尿路感染的有效控制，又要注意胎儿的安全。很多抗生素能够通过胎盘影响胎儿，如磺胺药可导致溶血性贫血、畸形儿，在妊娠最后两周使用还可导致胎儿发生黄疸。

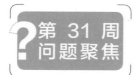

第 31 周
问题聚焦

缓解孕期抑郁情绪

怀孕对于大部分孕妈妈来说是一生中最难忘、最幸福的时期之一，但也有将近 10% 的孕妈妈在孕期会感觉到程度不同的抑郁。那么孕妈妈该如何应对孕期抑郁呢？

缓解孕期抑郁的方法

自我减负	告诫法	想想自己的一举一动胎宝宝都在注视着呢，告诫自己不要生气，不要着急，不要过于追求完美的境界。
	转移法	离开让你感到不愉快的场景，去除心中的烦恼。
	协调法	每天抽空去宁静的地方散散步，做做体操，让心情舒畅起来。
	呼吸法	当感到烦躁时，可以深呼吸，放松全身，微闭双目，用鼻子慢慢吸气 5 秒钟，然后用 10 秒钟将气通过鼻子或嘴慢慢地呼出来，反复呼吸 3 分钟。
	美容法	孕妈妈可以尝试变换一下发型或衣服等，能让自己的心情变得不一样。
	手工法	可以学习一些简单的手工制作，如插花、折纸、十字绣等，动手的工作能让你集中注意力，平心静气，增加满足感和成就感。
寻求支持	和准爸爸交流	保证每天有一定的时间跟准爸爸交流，这样自己就不会那么孤独无助了。
	向亲朋求助	向亲朋适当表达自己的情绪和感受，宣泄下不良的情绪。
	上网、泡论坛	适当上上网，看看育儿、早教的频道，逛逛论坛，和其他的孕妈妈交流心得，能有找到"集体"和"归属"的感觉。
	向同事请教	向有过孕育经验的同事或朋友请教，这能让你在角色转换时不那么焦虑。
充实精神生活	听音乐	早晨起床后，听欢快活泼的音乐，让心境明朗；午后听一些积极向上的音乐能振奋精神；晚上听些轻柔舒缓的音乐，帮助睡眠。
	读书	阅读能让你的思维集中在文字上，进入想象中的世界，放松紧张的身体和大脑，抚平凌乱的心绪。

第 32 周 会耍情绪的胎宝宝

孕妈妈第 32 周日常保健

孕晚期的疼痛

孕晚期，孕妈妈身体上的疼痛发生得更为广泛和频繁，这里提到的孕期疼痛是生理性的，孕妈妈无须担心，孕期过后即会自动消失。

孕晚期疼痛	症状	产生原因	缓解方法
胸痛	位于肋骨之间，犹如神经痛，但无确定部位。	与孕妈妈缺钙、膈肌抬高、胸廓膨胀有关。	适量补充钙质可以缓解。
手痛	单侧或双侧手部阵发性疼痛、麻木，有针刺感，即所谓的腕管综合征。多发生在夜间。	怀孕期间内分泌激素发生改变，尤其是松弛素引起筋膜、肌腱、韧带及结缔组织变软、变松弛累及神经所致。	睡觉时把双肩垫高，在手腕下垫一个枕头，避免做牵拉肩膀的动作。
耻骨分离痛	大腿根部疼痛，其疼痛可延伸到两侧股骨转子，使髋关节无法内收及外展，或造成下背疼痛，甚至耻骨联合处疼痛，活动受限。	孕晚期为满足胎儿日益增加的需求，耻骨联合分离所致。	若大幅度耻骨错位，导致韧带拉伤、水肿、行走困难，就必须卧床休息。定期检查，了解耻骨分离情况，加强体育锻炼，增强肌肉与韧带的张力和耐受力。
外阴痛	外阴部肿胀，皮肤发红，行走时外阴剧烈疼痛。	外阴静脉曲张。	避免长期站立，避免穿过紧的裤、鞋、袜，不用过热的水洗浴。局部冷敷。

? 第 32 周
问题聚焦

孕期性生活要适当

有些女性一怀孕，因担心胎宝宝的安危就推行禁欲政策，导致夫妻关系紧张。其实，孕期是可以适当进行性生活的。除了怀孕期的前三个月和后三个月（这两个时间段容易引发流产、早产和宫内感染等不良后果）不建议有性生活，其他时间是可以考虑过性生活的。但是，有流产征兆、心脏和血压有问题的孕妈妈在孕期最好不要过性生活，宫颈有肌瘤、息肉，或者胎盘前置的孕妈妈孕期也最好不要有性生活。当然，如果丈夫提出性要求，做妻子的也不应冷言恶语，采取冷漠的态度，而应耐心劝说丈夫并采取非性交等方式与丈夫亲近，不要因怀孕而冷落了丈夫。

1. 在怀孕的 1~3 个月不宜进行性生活

怀孕前 3 个月里，由于胚胎正处于发育阶段，特别是胎盘和母体子宫壁的连接还不紧密，如果进行性生活，很可能由于动作不当或精神过度兴奋，使子宫受到震动，很容易使胎盘脱落，造成流产。即使过性生活时十分小心，由于孕妇盆腔充血，子宫收缩，也会造成流产。如果此时要进行性生活，可以用温柔的拥抱和亲吻，或是用手和口使性欲得到满足。

2. 怀孕 4~7 个月可以适当进行性生活

这个阶段孕妈妈比较稳定，可以每周同房一次。在同房前，孕妈妈最好排净尿液，清洁外阴，准爸爸要清洗外生殖器，选择不压迫孕妈妈腹部的姿势。同房的时间不要太长，动作要轻柔，插入不宜过深，频率不宜太快，每次以不超过 10 分钟为度。结束后，孕妈妈要立即排尿，并洗净外阴，防止引起泌尿系统感染和宫腔感染。

3. 妊娠晚期特别是临产前 1 个月禁止同房

妊娠 9 个月后，胎宝宝开始向产道方向下降。这时期同房，感染的可能性较大，有可能发生羊水外溢。同时，孕晚期子宫比较敏感，受到外界直接刺激，有突发子宫加强收缩而诱发早产的可能。因此，孕晚期 8~9 个月要绝对禁止性生活。

 妇产科小词典

在孕期过性生活时，最好使用避孕套或体外射精，以精液不进入阴道为好。因为精液中的前列腺素被阴道黏膜吸收后，容易使怀孕后的子宫发生强烈收缩，不仅会引起孕妈妈腹痛，还容易导致流产和早产。

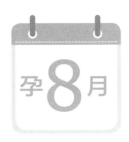

孕8月 准爸爸要做的事儿

准爸爸也要摆脱孕期抑郁

孕期抑郁已不再是孕妈妈的专利了，有些准爸爸也会出现各种各样的心理障碍与抑郁情绪。

· 准爸爸产生孕期抑郁的原因

突然有了宝宝，心理准备不足，难免造成精神负担。

妻子怀孕，丈夫同样会感到疲劳。除了正常的工作外，丈夫还要照顾妻子，会感到压力倍增。

女性怀孕后或多或少都会把相当部分的精力花在宝宝身上，精神依托也会由丈夫转移到宝宝身上，从而减少了对丈夫的关切和柔情，这对于一些男性来说可能是一种打击。而且，孕期女性的压力比较大，不安的情绪难免会影响到准爸爸。

· 容易产生孕期抑郁的四类准爸爸

性格内向的年轻男士，工作负荷较大的男士，独生子、成家较早的男士，追求完美的男士。

· 摆脱孕期抑郁的小窍门

妻子怀孕了，准爸爸要积极对待，从书本上多学些育儿知识，和孕妈妈一起对胎儿进行胎教，多与孕妈妈一起畅想宝宝出生后的幸福情景，那么，所谓的心理或情绪上失调的状况，自然也就不会发生或会减轻许多。

很多准爸爸的抑郁不是来源于孩子，而是妻子怀孕之后，夫妻俩的沟通和交流变少所致，因此，准爸爸要多和妻子沟通。

通过做运动、转换环境、转移注意力等方式来疏解压力，学习做一个快乐的准爸爸，这样，你的宝宝也会更加快乐。

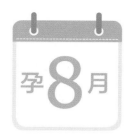

孕 8 月　营养膳食

孕 8 月营养指南

　　孕晚期胎宝宝生长最迅速，需要的营养素最多，孕妈妈需要加强营养。由于胎宝宝长大，压迫到胃部，使孕妈妈胃容量相对较少，常有胃部不适或饱胀感，消化功能减弱，因此应该遵循以下的日常饮食原则：

1

　　摄入充足的维生素。这个时期的胎儿正在长骨骼和肌肉，宜多补充维生素 B_1、维生素 C、叶酸等，能与矿物质搭配，促进胎宝宝成长。

2

　　少食多餐。孕晚期除正餐外，孕妈妈要添加零食和夜宵，如牛奶、饼干、核桃仁、水果等，夜宵应选择容易消化的食物。

3

　　忌食过咸、过甜或油腻食物。过咸的食物可以引起或加重水肿；过甜或过于油腻的食物可以导致肥胖。孕妈妈食用的菜和汤中一定要少放盐，并且注意限制摄入含盐分较多的食物，如火腿肠、咸菜、腐乳、腊肉、榨菜等。

4

　　不要吃刺激性食物。刺激性食物容易导致大便干燥，会导致便秘、痔疮或使痔疮加重，所以孕妈妈应远离浓茶、咖啡、酒及辛辣调味品等刺激性食物。

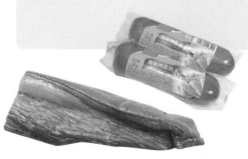

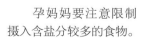

孕妈妈要注意限制
摄入含盐分较多的食物。

孕 8 月重点营养素

孕晚期，胎宝宝逐渐长大，大脑发育加快，同时孕妈妈代谢增加，胎盘、子宫、乳房等组织增大，需要补充大量蛋白质及热量。

• 1. 蛋白质

每克蛋白质可提供热能 4 千卡，因此需要摄入优质蛋白质，每日摄入量不少于 80 克，即在没怀孕时的基础上每日增加 25 克。

• 2. 糖类和脂肪

孕妈妈热量的需求量比孕早期增加 200 千卡，但活动量不同，对热量的需求也不同，因此孕妈妈要根据自己的体重增长情况来调整摄入量。孕妈妈的体重增加一般应该控制在每周 0.3～0.5 千克。建议孕妈妈吃红薯、南瓜、芋头等来代替部分米、面，这样可在提供能量的同时供给更多的微量元素和维生素，南瓜还可预防妊娠糖尿病。

• 3. 维生素

孕晚期要摄入充足的水溶性维生素，尤其是维生素 B_1。如果孕妈妈缺乏维生素 B_1，容易引起呕吐、倦怠的症状，并在分娩时子宫收缩乏力，导致产程缓慢。孕妈妈还应多摄入维生素 D，以促进钙的吸收。每日应从膳食中获取 10 微克维生素 D，海鱼、动物肝、蛋黄中含量较高。孕妈妈在户外晒太阳，也可以增加维生素 D。

• 4. 矿物质

孕妈妈需要适量补充矿物质，尤其是要注意补钙。因胎宝宝牙齿和骨骼的钙化加速，钙的需要量明显增加。

• 5. 水

孕妈妈每天要喝 6～8 杯水（至少 1200 毫升）。

对抗水肿的食物

孕妈妈在妊娠晚期，下肢压力越来越大，水肿状况越发严重，这会使孕妈妈感到不适，还容易发生妊娠高血压疾病。因此，当水肿状况过于严重时，应立即求助于医生。在日常饮食方面，要多加预防和调节。

1. 保证蛋白质的摄入量

有水肿的孕妈妈，特别是由营养不良引发的水肿，每天要保证摄入禽、肉、鱼、虾、蛋、奶等动物类食物和豆类食物。这些食物中含有丰富的优质蛋白质。

2. 保证摄入充足的蔬菜和水果

蔬菜和水果中含有人体必需的多种维生素和微量元素，它们可以提高机体的抵抗力，帮助孕妈妈加速新陈代谢，还有解毒利尿的作用，因此孕妈妈应每天进食充足的蔬菜和水果。

3. 限制饮食中的盐分

盐会加重水肿症状，孕妈妈要吃比较清淡的食物，不要多吃过咸的食物。可以借助甜味、酸味来调剂食物的味道，或是充分发挥食物本身的鲜香味。

4. 少吃难消化、易胀气的食物

油炸的糯米糕、红薯、洋葱、土豆等食物，会引起腹胀，使血液回流不畅，加重水肿症状。

孕 8 月一日食谱推荐

早餐	午餐	晚餐
（7：00~8：00） 玉米发糕150克，牛奶200毫升，煮鸡蛋1个	（12：00~12：30） 米饭100克，青椒肉丝100克，拌莴笋丝100克	（18：00~18：30） 花卷1个，小米蒸排骨100克，白萝卜丝汤1碗
加餐（10：00） 饼干3块	加餐（15：00） 柚子150克	加餐（21：00） 牛奶250克

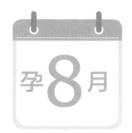

胎教主题 美术胎教

画画、做十字绣、剪纸、折纸、捏泥人、陶艺、编中国结等都属于美术胎教的范畴。靠手指来进行的编织、折纸等，不仅能够让孕妈妈的注意力高度集中，还可以使内心很快安定下来。

• 以欣赏图画为例

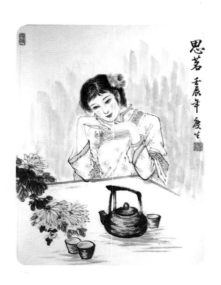

1. 开始的时候，与其欣赏细腻的人物肖像，不如看那些一眼就可以了解基本内容的风景画。看到美丽的自然风景，可以使孕妈妈的心灵得到抚慰，情绪也会安静下来。

2. 在去美术馆之前可以先了解一下正在展示的是哪些作品。掌握画家和作品的基本信息之后再进行鉴赏，往往可以带来深刻的感受。

3. 欣赏一幅画，每看一次都可能有不同的感受，昨天没有领悟的部分也许会在今天的欣赏中找到答案，这种体验往往令你无比喜悦。画中人物的眼睛究竟在注视何处？在同一棵树上为什么会有色彩反差如此之大的叶子？探索这些问题的过程，就是接近作品含义的过程。

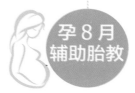

孕8月 辅助胎教

在孕8月，孕妈妈除了主要做美术胎教外，还需要声音胎教、情绪胎教作为补充。

声音胎教

大多数胎宝宝此时对声音都能有所反应，对噪声和音乐有明显的反应。所以孕妈妈要坚持给胎宝宝讲故事或听音乐。此时胎宝宝已经非常熟悉孕妈妈的声音了，还应该让准爸爸多参与胎教，也让胎宝宝熟悉一下准爸爸的声音。

情绪胎教

孕妈妈的精神世界保持豁达乐观，有助于胎宝宝的健康发育，也有助于宝宝出生后活泼开朗性格的形成。所以孕妈妈应该继续保持愉快的心情，做一些自己喜欢的事情来充实孕期生活，放松心情。

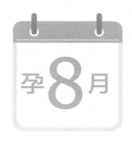

保健运动

孕**8**月

进入孕晚期，孕妈妈需要控制体重了，做保健操更加不能松懈。每天适度运动，还可以促进血液循环，防止水肿、静脉曲张等症状加重。抖动双手有利于增强手腕的力量。

推掌

第一步：以放松的姿势坐下，两手在胸前合掌，吸气的同时用力推动双掌（见图1）。

第二步：一边呼气一边放松，重复这一动作。

功效：放松上臂肌肉，促进血液循环，减轻疼痛。

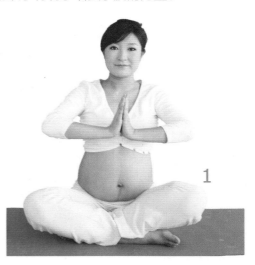

抖动双手

紧握双拳（见图2），接着从上向下抖动双手（见图3）。

功效：促进血液循环并缓解手部肌肉的僵硬感。

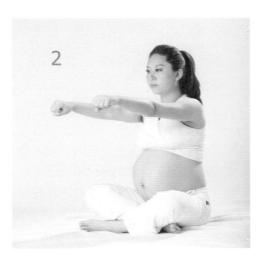

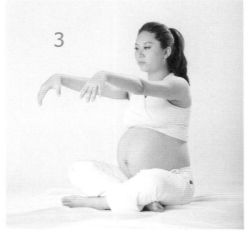

孕9月

33～36周 进入冲刺阶段

胎宝宝的生长发育

第 33 周
五官都可以工作了

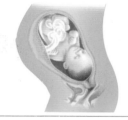

本周我变得红润起来，不再像以前那样皱巴巴的，像个干瘪的小老头。如果正常的话，我已长出了一头胎发。

第 34 周
头部进入骨盆

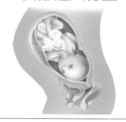

本周我的头转向下方，头部进入骨盆，但这个姿势并没有完全固定，还有可能发生变化。我的头骨现在还很柔软，而且骨头之间还留有空隙，方便妈妈顺利分娩。

第 35 周
越长越胖的胎宝宝

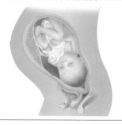

这周我几乎占据了妈妈子宫的绝大部分空间，所以我不太可能再翻跟斗了，但是我仍然在不停地活动着。我的肺部已基本发育完成，如果此时出生，存活的可能性为90%。

第 36 周
胎脂开始脱落

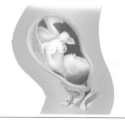

本周我的体重以每天大约28.3 克的速度在继续增加着。我基本具备了生存能力。如果我是女宝宝，大阴唇已明显隆起；如果我是男宝宝，我的睾丸很可能已经从腹腔下降到阴囊。

孕妈妈身体变化	本周注意事项	产检项目
会感到尿意频繁，骨盆和耻骨联合处酸疼，手指和脚趾的关节胀痛，腰背痛加重等；不规则宫缩的次数增多，腹部时常阵发性地变硬变紧，外阴变得柔软而肿胀。	羊水随时都有破裂的可能，所以要先了解一下早期破水的迹象；多食能促进宝宝骨骼发育的食物；体重增加每周不应超过 0.5 千克；平时要注重日常保健，并加强监护。	检查子宫高度，绘制妊娠图，监测胎儿发育大小；进行子宫触诊，以确定胎儿的位置；讨论哪些迹象表明分娩开始；检查体重和血压；验尿。 （以上检查仅供参考，具体产检以医院及医生建议为准）
孕妈妈感觉到胎宝宝的位置有所下降，呼吸多少变得轻松起来；手、脚、脸肿得比以前更明显了，脚踝部更是肿得很高，特别是在温暖的季节或每天的傍晚，肿胀程度会有所加重。	注意早期阵痛的状况；不要限制水分的摄入量，因为孕妈妈自身和胎宝宝都需要大量的水分；有水肿加重情况的孕妈妈要注意多休息，控制盐分的摄入。	
孕妈妈可能会觉得腹坠腰酸，骨盆后部附近的肌肉和韧带变得麻木，甚至有一种牵拉式的疼痛，使行动变得更为艰难。由于身体变重，孕妈妈情绪波动较大，很难进入熟睡状态。	了解阵痛的状况以及何种情况下必须去医院；出现静脉瘤时，可以进行抬腿运动，这样也可以同时起到解除足部疲劳的效果。	
孕妈妈的体重增长已达到最高峰，大约增重 11~13 千克；常常感到喘不过气来，且心跳加快，食欲减退；胎动次数比以前减少了。	乳房按摩不可少，能为出生后的宝宝顺利实现母乳喂养；每周做一次产前检查，以随时监测胎儿在子宫中的情况，必要时可以做胎心监护；多食用鲤鱼，为分娩后的哺乳做准备。	

第 33 周 五官都可以工作了

孕妈妈第 33 周日常保健

孕晚期的超声波检查

在孕 33 周时，建议孕妈妈再去做一次超声波检查，以检测胎儿的生长情况。孕晚期的超声波检查，可以继续检测胎儿器官形态的变化是否正常，如果此时才发现胎儿畸形，可以根据情况采取挽救措施，并且有助于选择适当的生产时间与途径。

胎儿的生长情况	发生子宫内生长受限的胎儿，到了怀孕后期会表现出与正常胎儿的生长差异，可通过超声波检查进行判断。体重过重的胎儿应指导科学膳食，控制体重增长；过轻的胎儿则要分析原因，给予治疗，促进胎儿的生长。
胎盘位置与构造	怀孕中期发生胎盘前置或产前出血的，或瘢痕子宫再次怀孕的，应检查胎盘的位置是否正常。
羊水量多少	孕晚期检查出羊水量过多或过少，都有可能是胎儿异常的一种信号。如果发现羊水偏少，孕妈妈要注意阴道有没有水样的分泌物渗出，好像是漏尿的感觉，这很可能是高位破水引起的，要及时入院。如果羊水量过多，则须再次排除妊娠糖尿病。
胎位	若发现胎位不正常应及早设法矫正。
脐带	检查是否有脐带绕颈的情况，但没有脐带绕颈，并不等于没有脐带缠绕的问题，绕身、绕足超声波无法诊断。

胎膜早破怎么办

• 胎膜早破的原因

1. 孕妈妈的子宫颈口松弛，使胎膜受到刺激而引发胎膜早破。

2. 胎膜发育不良，如存在羊膜绒毛膜炎等，造成羊膜腔里压力过大，引起胎膜早破。

3. 胎位不正、骨盆狭窄、头盆不相称、羊水过多、多胎妊娠等，均可使羊膜腔里压力增大，发生胎膜早破。

4. 孕期性生活不慎引起羊膜绒毛膜感染，特别是精液中的前列腺素可以诱发子宫收缩，导致羊膜腔压力不均匀，引发胎膜早破。

5. 其他因素，如孕期剧烈咳嗽、猛然大笑或暴怒以及做重体力活等，都可能导致胎膜破裂，羊水从阴道流出。

• 胎膜早破的后果

胎儿早产

胎膜早破使得羊水过早地流出，子宫腔变小，诱发子宫收缩。这时，胎儿若是不足月就会发生早产。而早产儿的各个器官可能还没有发育成熟，体重较轻，很容易夭折。

脐带脱垂

胎膜早破，如果胎先露未入盆，脐带会随着羊水流出而脱垂出来，导致胎儿在子宫内发生窘迫现象，甚至导致胎心消失。

引发滞产及胎儿缺氧

如果羊水流出过多，子宫会紧贴着胎儿的身体，刺激子宫引起不协调宫缩，从而影响产程的进展和胎盘的血液循环，导致滞产和胎儿缺氧。

造成母婴感染

胎膜破裂的时间越长，发生宫内感染的概率就越高。如果胎儿吸入感染的羊水，就会引起吸入性肺炎，而孕妈妈也容易在分娩后发生产褥感染。

• 胎膜早破的应对措施

1. 为了防止脐带脱垂，应让孕妈妈躺下，并且采取把臀位抬高的体位。

2. 孕妈妈在外阴垫上一片干净的卫生巾，注意保持外阴的清洁，不可以再入浴。

3. 只要发生破水，不管孕妈妈是否到了预产期，有没有子宫收缩，都必须立即赶往医院就诊。在赶往医院的途中，尽量采取臀高的躺卧姿势。

第33周 问题聚焦 — 预防巨大儿

什么是巨大儿

宝宝体重超过4000克，医学上称为"巨大儿"。怀有巨大儿的孕妈妈的难产概率会大大提高，如果在产前检查中，医生预测胎宝宝体重超过4000克，会告知产妇难产和剖宫产分娩概率增加。

巨大儿的不良后果

正常大小的胎宝宝可通过正常骨盆而顺利分娩，但是巨大儿的头比较大，胎宝宝可能"搁浅"在骨盆入口或中骨盆处，难以通过骨盆而不得不做剖宫产。如果巨大儿身体比较胖，虽然能勉强通过骨盆，但是产妇分娩时需要耗费九牛二虎之力，最后可能不得不用产钳或胎头吸引器帮助分娩。如果胎宝宝的肩部脂肪较多，肩部特别宽，就可能发生肩难产。

产生巨大儿的原因

巨大儿的产生与孕妈妈的营养补充过多、身体缺乏锻炼有关。孕妈妈若患有糖尿病，胎宝宝的血糖也会持续增高，并刺激胎宝宝的胰腺分泌过多的胰岛素，这就势必造成脂肪、蛋白质和糖原在胎宝宝体内过多积蓄，从而导致胎宝宝长得大而肥胖。

如何预防巨大儿

为了控制新生宝宝的体重，孕妈妈应多吃新鲜蔬菜和蛋白质含量丰富的食物，糖类不宜过多摄取，少吃脂肪含量高的食物，并适当参加活动。整个孕期体重增加不超过12千克为宜，体胖者增7~8千克，体瘦者也不应超过15千克。胎儿体重控制在3200克左右为宜。

饮食要以量少、丰富、多样为主，采取少吃多餐的方式进餐，要适当控制进食的量，特别是高蛋白、高脂肪食物，如果此时不加限制，过多地吃这类食品，会使胎儿生长过大，给分娩带来一定困难。

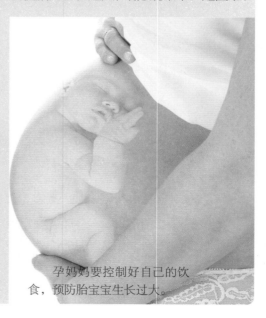

孕妈妈要控制好自己的饮食，预防胎宝宝生长过大。

孕妈妈第 34 周日常保健

要进行骨盆测量

• 进行骨盆测量的原因

产道是否通畅关系到产妇及胎儿的安危，是整个分娩准备中与先天素质密切相关的内容。为了防止由于骨盆过于狭窄而引发的难产，在孕晚期，医生要对孕妈妈进行骨盆测量。

骨盆测量分为外测量和内测量两个部分，主要测量孕妈妈骨盆入口和出口的大小。如果入口过小，胎儿的头部将无法正常入盆。这样，胎头无法顺利娩出，使得宫缩加剧，胎头受压变形，不仅不能正常分娩，时间长了还会导致胎儿颅内出血、窘迫等危险；孕妈妈则会因为频繁宫缩而发生先兆子宫破裂，从而严重影响母婴安全。

• 如何进行骨盆测量

医院通常会首先进行骨盆外测量，如果骨盆外测量各径线或某径线结果异常，会在临产时进行骨盆内测量，并根据胎儿大小、胎位、产力选择分娩方式。多数医院在妊娠 28~34 周测量骨盆，也有的医院在妊娠 37~38 周时再做一次鉴定，以判断胎儿是否能经阴道娩出。

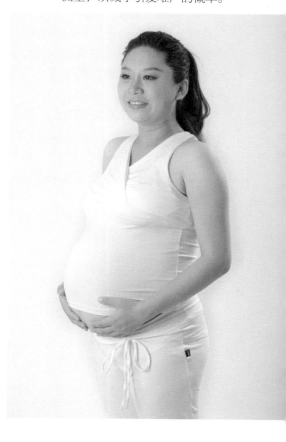

孕妈妈应在分娩前进行骨盆测量，以减小引发难产的概率。

月子期间谁看护

无论是顺产还是剖宫产，产妇的身体都会比较虚弱。在住院期间，产妇是需要有人特别照顾的。所以，全家人要做好分工，这样才能保证到时候不会手忙脚乱。

● 月子期间谁来照顾孩子

可爱的宝宝降生了，他给全家带来了欢乐。但是，宝宝的护理工作、宝宝夜间的哭闹、完全被打乱的生活也会引发家庭矛盾。所以，孩子出生前最好开个家庭会议，把孩子出生后照顾的工作分配一下，让所有家庭成员都明确自己的分工和责任，尽量为新生宝宝创造一个和谐的家庭环境。

有很多问题是需要解决的，如月子在哪里坐，自己家、公婆家还是父母家？宝宝晚上跟谁睡？月子中的三餐谁来做？宝宝的尿布谁来洗？是请老人来帮忙还是请一个专职的保姆？这一切最好事先商量好，不要等到出问题了才想着去解决。

进入孕9月，孕妈妈要考虑月子期看护工作的安排了。

● 考虑要不要请月子看护

老人体力不好，可以分担一下产妇的营养餐制作，丈夫则负责每日看护产妇。国家规定，男方也享有一定时间的产假，可以合理利用假期，陪伴爱妻和新出生的宝宝。现在，各大医院及社会组织针对产妇推出了月子看护等服务，他们的护工接受过专业培训并有一定的产妇、新生儿护理知识，对于第一次迎接小宝宝到来的新妈妈、新爸爸来说，他们的帮助是十分有用的。这类护工既可以在住院期间提供服务，也可以根据需要被请回家里提供全天候服务，如何选择这类服务完全可以根据自己家庭的实际情况来决定。

第 34 周 问题聚焦

孕妈妈驾车七原则

习惯开车的孕妈妈出于方便的考虑不会改换别的交通工具，这也是可行的。但需要注意下面的驾驶安全原则：

1. 控制开车节奏

孕妈妈在开车的过程中应避免紧急制动、紧急转向。因为这样的冲撞力过大，容易使孕妈妈和胎宝宝受到惊吓。

2. 慎开新车

新车中含有一些对胎宝宝不利的气味。买回新车后，可以先打开车门车窗，放掉一部分化学气味，放些竹炭、菠萝或羊毛垫等能吸收异味的东西。

3. 空调温度保持在 26℃

空调温度过低容易导致孕妈妈受凉感冒。一般来说，不太热时，可以关掉空调，打开车窗，吹吹自然风。

4. 忌穿高跟鞋

孕妈妈开车时，最好穿运动鞋或布鞋，这样踩离合或刹车才能更到位，也不会打滑。

5. 长发梳起来

开车时，长发最好梳起来，尤其是在开着车窗的情况下，避免因风吹乱头发而遮挡住视线。

6. 仪表台上不要放太多东西

仪表台上最好保持素净，如放太多杂物，在紧急刹车时，容易伤害到前排坐的人。

7. 及时除臭杀菌

孕妈妈开的车子要定期到汽车保养处或 4S 店做除臭杀菌护理。特别是夏天常用的空调，要适时更换空调滤心，这样能保证孕妈妈在驾驶时有干净、整洁、清新的环境。

第 35 周 越长越胖的胎宝宝

孕妈妈第 35 周日常保健

提前了解一下产房

产房	产房是个半封闭的环境，每天都要定时消毒，保持相对无菌状态，以降低分娩后发生感染的概率。
产床	产床设有有利于产妇分娩的支架，有些部位可以抬高或降低，床尾可以去掉。
胎儿监测仪	胎儿监测仪可以时刻记录宫缩和胎儿的心跳，通过该仪器可以了解胎儿的情况。
保温台	新生儿的热量容易流失，为防止体温降低，有时会将其放到保温台上。
吸氧设备	宫缩时，胎儿的血液和氧气供应都会受到影响。吸氧设备可为产妇提供充足的氧气储备，增强其对宫缩的耐受能力，对产妇和胎儿都有好处。
吸引器	吸引器可以吸出新生儿口腔内残留的羊水。胎儿在母体内处于羊水的包围中，口腔和肺部有一定量的羊水存在，新生儿受到产道的挤压，羊水被压出去，可以减少肺部疾患的发生。少数新生儿口腔内仍留有羊水，这时就需要用吸引器将羊水吸出。

想顺利分娩，要做哪些准备

• 决定分娩顺利进行的五要素

1. 孕妈妈的身体状况。孕妈妈身体健康，无异常。

2. 胎儿的情况。分娩的顺利与否也取决于胎儿大小、胎位及有无畸形。

3. 产道的状况。产道是胎宝宝顺娩的必经之路，由骨产道与软产道两部分构成。其中骨盆构成了骨产道，子宫口、阴道、外阴构成了软产道。这二者努力扩张才能使胎宝宝顺利通过。其中最重要的是骨盆无异常，有时无法预测软产道是否会影响胎儿顺娩，这在分娩过程中医生会妥善处理的。

4.产力情况。产力是指将胎儿及其附属物从子宫内逼出的力量，包括子宫收缩力、腹肌及膈肌收缩力和肛提肌收缩力。这取决于孕妈妈的努力和平时的锻炼。

5.精神因素。分娩时刻即将来临，孕妈妈在喜悦和期盼之余，难免会有恐惧和担忧，再加上宫缩可能会让孕妈妈无法很好休息、不思饮食等，这些都会导致宫缩无力，产程延长。因此，孕妈妈本人和准爸爸等周围的亲人都应坚定自然分娩的信心，以轻松愉快的心情看待分娩。

• 促进分娩的四种措施

1.促进分娩的坐姿。从孕 32 周以后，孕妈妈应尽量少斜靠着坐沙发，可以利用硬餐椅，将椅子反转，跨坐在上面，这样的姿势利于骨盆扩大、韧带关节的打开。

2.背部保持直立，让胎位更正。孕中期开始，孕妈妈坐着时要保持后背直立，尽量坐硬凳子，如果是沙发，也要在背后放一个舒适的靠垫，保持背部直立。之所以这样做，是为了有一个好的胎位，便于胎儿入盆。

3.孕期要保证睡眠时间。孕妈妈最好晚上 10 点以前就上床睡觉。37 周以后就是足月儿，随时可能生产。早点睡觉可以保证有足够的产力，随时应对分娩。

4.把握入院最佳时机。有规律的宫缩为每 6 ~ 7 分钟一次，这样即使是急产，也需要 2 ~ 3 个小时才能生。

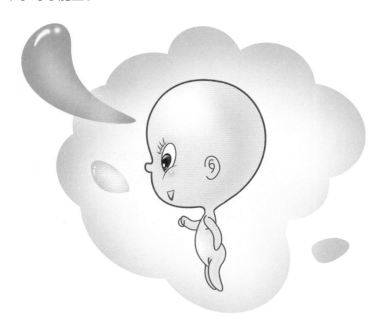

? 第 35 周 问题聚焦　了解早产

什么是早产

早产是指在 28~37 孕周的分娩。此时娩出的体重小于 2500 克、各器官未成熟的新生儿被称为早产儿。早产儿死亡率国内为 12.7%~20.8%，国外则胎龄越小、体重越低，死亡率就越高。死亡原因主要是围生期窒息、颅内出血、畸形。早产儿即使存活下来，也多有缺陷。

原因分析

1. 异常状况

子宫畸形、宫颈内口松弛、子宫肌瘤、胎盘功能不全、前置胎盘或胎盘早期剥离、羊水的量过多或过少、胎位不正、胎膜早破、子宫颈无力支撑胎宝宝和胎盘的重量等异常状况可导致早产，需要尽早检查和治疗。

2. 疲劳和压力

孕妈妈长时间站立、提重物或长途旅行时身体疲劳，会有早产的危险。

3. 妊娠并发症

患有高血压、心脏病、肾脏病、糖尿病、肺结核、肺炎、病毒性肝炎、急性肾炎或肾盂肾炎、急性阑尾炎、病毒性肺炎、高热、风疹等急性疾病的孕妈妈，

妊娠后期早产的危险比较大；严重贫血的孕妈妈，由于组织缺氧，子宫、胎盘供氧不足，也可发生早产；孕妈妈营养不良，特别是蛋白质不足以及维生素 E、叶酸缺乏，也是早产的原因之一。

4. 感染

主要是胎膜早破、下生殖道感染。孕妈妈感染流行性感冒病毒或宠物的寄生虫，通过宫颈或胎盘传染给胎宝宝，会导致胎膜早破或子宫收缩。这时候早产的危险性高。

5. 子宫膨胀过度

多胎或巨大儿，会导致肚子相当大，羊膜无法承受压力而容易破水。妊娠末期要小心不要让羊膜破裂，要保证安全。

6. 生活习惯

妊娠后期频繁的性生活，易引起胎膜早破，是导致早产的较常见原因。早产与孕妈妈吸烟和过度饮酒也密切相关。

早产的征兆

下腹部变硬

如果下腹部反复变软变硬且肌肉也有变硬、发胀的感觉，至少每 10 分钟有 1 次宫缩持续 30 秒以上，伴随宫颈管缩短，即为先兆早产，应尽早到医院检查。

阴道出血

少量出血是临产的先兆之一，但有时宫颈炎症、前置胎盘及胎盘早剥时均会出现阴道出血的现象，这时出血量较多，应立即去医院检查。

破水

一般情况下是破水后阵痛马上开始，此时可把臀部垫高，最好平卧，然后马上送医院。

痛经似的疼痛

感觉到子宫口正在打开或腹部的膨胀感与平时不同，可能是早产，要在疼痛时尽快去医院。

胎动异常

如果孕妈妈感到突然胎动减少或长时间感觉不到胎动，或激烈动作后突然感受不到胎动，或随着严重腹部疼痛胎动减少时，要立即去医院。

该如何应对早产

一旦出现早产迹象，应放松心情（如深呼吸、听音乐），马上卧床休息，并且取左侧位，以增加子宫胎盘供血量，补充水分，遵医嘱应用宫缩抑制剂，必要时须住院保胎。若有见红及破水现象，应立刻就医。若使用以上方法经过半小时都无法改善，应立刻到附近设有"新生儿重症监护病房"的医院就诊，以便及早提供最完善的检查、确定治疗方案及进行必要的处理。

如何预防早产

孕妈妈可以科学规范自己的生活方式，以有效防止早产。

调整性生活

有早产征兆的孕妈妈最好在妊娠后期避开性生活，即使要进行性生活也要使用安全套，不要用压迫腹部的体位，禁止刺激乳头。

避免刺激子宫

要防止便秘和腹泻，以避免子宫收缩而导致早产。此外，妊娠后期不要穿束腹或紧身的衣服，尤其是 8 个月以后不要用束腹带，因为使用束腹带会妨碍血液循环，使身体变凉，导致子宫收缩。

呵护身体

孕妈妈一定要细心呵护好身体，这也是关爱胎宝宝的一种方式，例如要保持身体暖和，即使在炎热的夏天待在空调房间里也要穿长袖和袜子；要穿非常合脚的保暖鞋子，尽量不穿拖鞋；不要异常扭动身体，不要突然改变体位或做危险动作。

第 36 周 胎脂开始脱落

孕妈妈第 36 周日常保健

脐带绕颈不可怕

• 脐带绕颈是如何造成的

脐带绕颈一般与脐带的长度和胎动有关。胎儿在母体内并不老实，他在空间并不是很大的子宫内翻滚打转，经常活动，这时就有可能导致脐带绕颈。

• 脐带绕颈的危害

脐带绕颈1周的情况比较常见。据统计，每4~5个胎儿中就有1个生下来时被发现是脐带绕颈的。有的绕了2周或者3周的，宝宝也没有什么危险。如果脐带绕颈松弛，不影响脐带血循环，就不会危及胎儿。

但是，如果缠绕周数过多，因脐带缠绕可导致脐带相对过短，缠绕得紧，就会影响脐带血流，首先就会影响到胎儿氧和二氧化碳的代谢，使胎儿胎心减慢；严重者可能造成胎儿缺氧，甚至死亡。

• 脐带绕颈了怎么办

监测胎动，胎动过多或过少时，应及时去医院检查；羊水过多或过少、胎位不正的孕妈妈要做好产前检查；通过胎心监测和超声检查等间接方法，判断脐带的情况。要注意的就是减少震动，保持睡眠左侧位。每天在家中至少两次使用家用胎心仪（多普勒胎心仪）检查胎儿的情况，发现问题及时就诊。

 妇产科小词典

家用胎心仪是目前市场上常见的家庭用胎心监护仪器之一。主要用来检测胎儿的瞬时胎心率、平均胎心率和胎动次数。孕妈妈每天早（起床后30分钟内）、中（午餐后60分钟内）、晚（睡前30分钟内）3次听取胎儿心音，每次1~2分钟，正常胎心率是每分钟120~160次，发现胎心异常时要记录下胎音，以供医生诊断。

不同职业的孕妈妈何时停止工作

到了孕晚期，随着胎宝宝在子宫的位置下降，孕妈妈会感到下腹坠胀难受，行动非常不便，而且各种孕期不适又会重新回来，坚持工作的孕妈妈需要考虑何时停止工作的问题。不同职业的孕妈妈选择会有所不同。

1. 坐办公室

如果孕妈妈的工作不属于体力劳动，而且工作环境相对安静、清洁，危险性小，或长期在办公室工作，那么身体状况良好的孕妈妈可以坚持工作（但一定要避免工作过度疲劳），直到预产期的前1~2周停止工作。

妇产科小词典

按照有关规定，育龄女性可以享受不少于 98 天的产假。这 98 天的产假实际上有两周是为产前准备的。因此，怀孕满 38 周的上班族孕妈妈，就可以在家中休息，一方面调整身体，另一方面可以为临产做一些物质上的准备。

如果孕妈妈在孕晚期出现早产、妊娠高血压疾病等异常情况，医生会建议休息或住院监护，上班族孕妈妈应立即停止工作，配合医生的建议。

需要马上停止工作的异常情况：
有早产征兆或怀了双胞胎。
患有高血压或子痫前期。
宫颈功能不全，有过早产史。
胎儿宫内发育受限。

2. 做销售

做销售工作的孕妈妈，每天的工作有一大部分时间需要外出行走，或回访客户，或上门服务等，建议在预产期的前 3 周停止工作回家待产。

3. 体力劳动

如果孕妈妈的工作属于体力劳动，且运动性比较大，一定要避免上夜班、抬重物及颠簸，因为这段时间容易出现早产。建议孕妈妈提前一个月开始休产假。

4. 有强烈刺激的工作

如果孕妈妈的工作对身体健康而言有强烈的刺激，如长期操作电脑，经常在工厂的操作间工作，或工作在阴暗潮湿的环境中，那么建议最好在孕期就调换工作或暂时停止工作。

对于超过 35 岁的大龄孕妈妈来说，最好提前两个月就停止工作。

? 第36周 问题聚焦　如何纠正胎位

常见的胎位不正

1. 臀位

分娩时胎儿处在臀部先露，或者脚或膝部先露的臀位，分为单臀位、混合臀位和足位。

2. 横位

分娩时手臂、肩部先露的叫作横位。

3. 复合先露

胎儿的头部或臀部合并上肢脱出、同时进入骨盆者为复合先露。一般临床上头与手同时进入骨盆者多见，如不纠正，同样不能自然分娩。

4. 头位不正

以上三种胎位是常见的胎位不正，但有些胎儿虽然也是头部朝下，也存在胎位不正，称为头位不正。常在临产后或产程中发现，如：

胎头由于俯屈不良而变为仰伸的前囟先露、额先露、面先露。

由于胎头旋转不良而导致的枕后位、枕横位。

既旋转不良又俯屈不良的高直位。

胎头倾斜不均的前、后不均倾等。

这些都属于胎位不正，常在孕妇的分娩过程中出现障碍，因而容易导致难产。

纠正胎位的方法

1. 做外回转术

医生将腹部子宫底部摸到的胎头，朝胎儿俯屈的方向回转腹侧，把胎头推下去，同时将臀部推上来，用手工方法逐渐一点一点地加以纠正。胎宝宝越小就越容易成功，所以一般在35~37周时做。因为这种方法有胎盘早期剥离等危险性和并发症，所以目前几乎不采用。

2. 针灸治疗法

激光照射或艾灸至阴穴，每日1次，每次15~20分钟，5~7次为1个疗程，适用于臀位、横位、斜位的孕妈妈。

3. 纠正胎位的体操

妊娠28周后，如果胎位不正，可以按照以下方法来做纠正胎位的体操：

仰卧位：取仰卧位，臀部抬高30厘米，臀部下方用靠垫等垫好。睡前做10分钟。

胸膝位：两膝着地，胸部轻轻贴在地上。尽量抬高臀部。双手伸直或折叠置于脸下。睡前做10分钟左右。

侧卧位：孕妈妈在休息时，要采取能让胎宝宝背部朝上的姿势，即侧卧、上面的脚向后，膝盖轻轻弯曲。睡觉时也可以采取这种姿势。

准爸爸要做的事儿

给予更多的爱

　　整个孕期，孕妈妈较怀孕前需要准爸爸给予更多的爱。孕妈妈有不同的需求，怀孕后，她们也不知道自己究竟需要多少爱。如果准爸爸属于不善于表达情感的类型，那么不用说出来，只是做出来也行。

帮助孕妈妈按摩

　　孕 9 月的孕妈妈身体负担更重了，腰、背、手、脚都会有不同程度的酸胀、疼痛感，准爸爸需要一如既往地通过按摩来帮助妻子缓解酸痛。比如帮妻子按摩背部、腰部及腹两侧。准爸爸适时适度地出手按摩，不仅能缓解爱妻身体的不适，而且能增进夫妻感情。

帮助孕妈妈克服恐慌

　　这时候，准爸爸应该承担起家庭领导者的角色，从各个方面帮助孕妈妈克服产前的恐慌焦虑情绪，陪伴孕妈妈进行定期产检。在妻子宫缩间隙，准爸爸要多鼓励妻子，制造一些轻松的气氛，尽量帮妻子放松精神。孕妈妈作为分娩者，可能将疼痛、危险等扩大化，准爸爸就需要告诉孕妈妈分娩的实际情况，缓解她的焦虑。在饮食上给妻子提供全面的营养，多了解一些有关分娩的知识。孕晚期随时都有分娩的可能，准爸爸要尽可能地多抽时间在家陪伴妻子，并仔细监测胎儿的胎心、胎动，若发现异常，应及时陪妻子就诊。越到临近生产时，孕妈妈就越需要陪伴和照顾。

陪伴妻子做散步运动

　　这时候，孕妈妈的腹部如大冬瓜般大小，不适更明显，准爸爸要妥善安排好妻子的日常生活，陪她到户外散散步、听听音乐等，呼吸一下大自然的清新空气，也有利于调适心情。

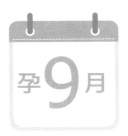

孕9月 营养膳食

孕9月营养指南

到了孕9月，孕妈妈的子宫更大了，胃部受到挤压，食量可能变小，吃点就饱，但为了增加营养的摄入满足胎儿的生长需求，饮食上要予以调整。

1
孕妈妈胀大的子宫容易使胃、肺与心脏受到压迫，因此不要一次进食太多，最好采取少食多餐的方式，多摄取易消化且营养成分高的食物。

2
注意调整食量，使胎宝宝保持恰当的出生体重。

3
每天保证食用250~400克的各类薯类及杂豆，为孕妈妈提供足够的糖类。

4
保证每天摄取总脂肪量60克左右，使胎宝宝大脑进一步成熟。

5
由于孕妈妈胃部容纳食物的空间不多，不要一次大量饮水，以免影响进食。

孕9月重点营养素

·1. 蛋白质

孕后期的孕妈妈，每天蛋白质需求量增加到了100克。孕妈妈要多吃一些牛奶、鸡蛋、牛肉、猪肉、羊肉、鸭肉、鱼、大豆、花生、核桃、葵花子、西瓜子等。

·2. 维生素

孕9月的孕妈妈应重点注意补充维生素 B_1，如果维生素 B_1 补充不足，容易出现呕吐、倦怠、体乏等现象，还可能影响分娩时的子宫收缩，使产程延长，分娩困难。此外，还需要补充维生素 K、维生素 A、维生素 D 和维生素 C。

• 3. 铁质

孕妈妈在孕 9 月应补充足够的铁。胎宝宝每天储存 5 毫克的铁，直到储存量达到 240 毫克。如果孕妈妈铁质摄入不足，宝宝出生后容易患缺铁性贫血。

• 4. 钙质

孕妈妈还应补充足够的钙（日钙摄入量为 1200 毫克，可吸收的最大量为 2000 毫克），胎宝宝体内的钙一半以上是在怀孕最后两个月存储的。如果孕妈妈钙摄入量不足，胎宝宝就要动用母体中的钙，致使孕妈妈缺钙。

要多食补血蔬菜

孕晚期，随着胎宝宝的成长，他消耗孕妈妈体内的营养也就越来越多，很容易使孕妈妈出现轻重不等的贫血现象，因此，孕妈妈本月要注意补血。常见的补血蔬菜有：

食物	补血功效
南瓜	含有钴、铁和锌。钴是构成血液中血红蛋白的重要成分之一，锌能直接影响成熟红细胞的功能，铁是制造血红蛋白的基本微量元素。
绿叶蔬菜	含铁量一般相对较高。
红枣	富含维生素、果糖和各种氨基酸。中医理论认为红枣有生血、养血的功效。
葡萄	性平味甘酸，有补气血、强筋骨的功效。

孕 9 月一日食谱推荐

早餐	午餐	晚餐
（7：00~8：00） 豆浆或牛奶250毫升，煮鸡蛋1个，面条1碗，香菇油菜50克	（12：00~12：30） 海带排骨汤1碗，菠菜炒猪肝100克，米饭100克	（18：00~18：30） 猪肉炒百合100克，口蘑鸡片150克，红枣枸杞粥1碗
加餐（10：00） 香蕉1根	加餐（15：00） 酸奶150毫升，饼干50克	加餐（21：00） 牛奶200毫升

孕9月

胎教主题 散步胎教

孕妈妈呼吸新鲜的空气，可以让胎宝宝的脑细胞发生活性化反应，从而使脑部变得更加发达，感性能力也将得到明显提升。孕妈妈可以养成到空气新鲜的地方散步的习惯。

· 1. 穿着适宜

散步前要先确认自己的身体状态良好，不存在任何问题。最好穿上较为舒适的鞋，开口宽敞、低面、弹性好的鞋子是最佳的选择。除此之外，孕妈妈还应该穿上袜子，这样能更好地保护足部。

· 2. 选好地点

孕妈妈容易出现关节松弛、肌肉抽筋等现象，为了避免受伤，散步最好选择一些地面平坦的场所，注意不要走上坡路，否则会给腹部造成很大压力，相比之下在平坦的草地上散步是最佳的选择。

· 3. 正确呼吸

掌握正确的呼吸法可以让你吸入更多的新鲜空气。在用鼻子吸入长长一口气之后稍做停顿，然后随着"呼"的一声把气息从口中排出。发生阵痛时也需要使用到与此类似的呼吸方法，所以此时就可以提前练习。

· 4. 注意走路姿势

孕妈妈由于腹部前凸、重心不稳又影响视线，容易摔倒，故在行走时要背直、抬头、紧收臀部，脚跟先着地，步步踩实，保持全身平衡，稳健行走。

· 5. 小心上台阶

回家时，如需要上楼梯，按照先脚尖、后脚跟的顺序，将一只脚置于台阶上，同时挺直腰部，将重心前移，用后脚向前推进。

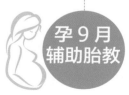

孕9月辅助胎教

在孕9月，孕妈妈除了主要做散步胎教外，还需要音乐胎教、绘画胎教作为补充。

音乐胎教

孕妈妈可以从自己的性格和爱好出发，通过聆听音乐等方式，一方面对胎宝宝进行胎教，另一方面又可以消除自己的紧张、恐惧、担忧等不良情绪。

绘画胎教

在那最令人激动、兴奋的一刻来临之前，孕妈妈不妨抽点时间，静下心来，亲自为自己在心中遐想了无数遍的三口之家画一幅画像吧，将自己对小生命的美好期望和祝福都融入其中。

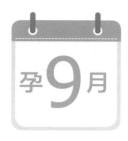

保健运动

孕晚期，由于胎儿变大，孕妈妈的骨盆会产生明显的疼痛和不适，此外，会阴部有压迫感，尿频也常有发生。以下运动有助于降低尿失禁的发生概率，如果有尿失禁的情况，可以使用卫生巾。

缩紧阴道

第一步：平躺，吸气，同时慢慢地从肛门用力，尽力缩紧阴道，注意，不要把力量分散到其他部位（见图 1）。

第二步：呼气，同时慢慢放松下来。吸气时数到 6，呼气时数到 8，重复 5 次之后改向一侧躺下休息。

1

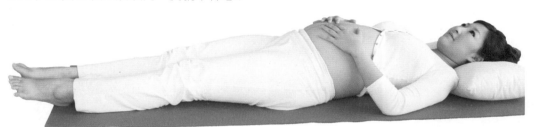

分腿运动

第一步：在平躺的姿势下将膝盖向上举（见图 2）。用嘴慢慢吸气的同时按住膝盖并抬起上半身。

第二步：呼气，同时慢慢放松下来。吸气时数到 6，呼气时数到 8，重复 5 次之后改向一侧躺下休息。

2

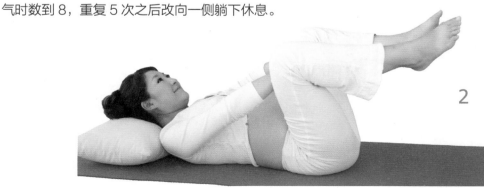

孕
10
月

37～40
周

迎接健康宝宝

胎宝宝的生长发育

第 37 周
成为足月宝宝

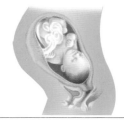

本周我已经完全入盆，到这周末，我就可以算是足月的宝宝了——这意味着我现在已经发育完全，为子宫外的生活做好了准备。

第 38 周
小房子不够用了

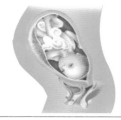

因为妈妈的"小房子"越来越小，所以有时我会蜷缩成小球，头朝下，变成准备出生的姿势。我要加紧练习吸吮、呼吸、眨眼、踏步、转头、吮拇指、握拳等各种动作。

第 39 周
做好准备降临

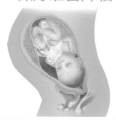

本周我可能已经有 51 厘米长，体重在 3.2～3.4 千克之间。我的活动越来越少了，安静了许多，我的头部已经固定在骨盆中了，正在为分娩做最后的准备呢。

第 40 周
宝宝降临凡间

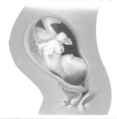

现在我已经属于成熟儿，几乎占据了整个子宫，没有空间活动了，一切准备就绪，我随时都会出来"报到"。

孕妈妈身体变化	本周注意事项	产检项目
孕妈妈的肚子会越来越大，会觉得腹部逐渐下坠；胸部下方和上腹部变得轻松起来，胃口也好起来，但是行动却日益困难，同时不规则宫缩频率提高，小便次数也在增加。	保持良好的饮食习惯。根据自己的身体进行能促进分娩的运动。警惕发生胎膜破裂；子宫颈部会变软变薄。	检测宫高、血压、体重、尿蛋白；测量骨盆，预测分娩方式；进行胎心监护，监测胎儿安危；确定分娩开始后，什么时候去医院；和医护人员讨论你的感受和关心的问题。
孕妈妈可能会出现紧张、烦躁、焦虑等负面情绪；尽管大部分孕妈妈的体重在这周不再增加了，但还是会觉得不舒服。	避免仰卧姿势，否则容易造成呼吸困难和恶心；如有过早产经历，孕妈妈要特别注意；禁止性生活；想吃甜食的话，可以选择香蕉、葡萄、杧果等；要适当活动，充分休息。	（以上检查仅供参考，具体产检以医院及医生建议为准）
虽然这时候胎宝宝安静了许多，但是孕妈妈不舒服的状况会更加明显；要注意观察是否有临产迹象。	均衡摄取营养，为母乳喂养打好基础；多食能强化膀胱功能的食物，如海带、益母草等；控制体重的增长，否则胎儿位置的下降可能会使行走变得更加困难。	
正所谓"万事俱备，只欠东风"。到了本周，一切都已准备妥当，孕妈妈要做的就是静静地守候，等待那一激动人心时刻的到来。	阵痛发生后不限制进食，若伴有恶心和呕吐症状是正常的；若出现破水，出现细丝般鲜血或规则性阵痛时，应立即前往医院待产；分娩后，身体会比较虚弱，要及时补充营养。	

第 37 周 胎宝宝足月了

孕妈妈第 37 周日常保健

分娩需要准备的物品

妈妈用品	新生宝宝用品
洗漱用品：盥洗用具 1 套及梳子、浴帽，棉质毛巾 3 条（分别用于擦脸、身体和下身），小方巾 2 条（擦洗乳房），小脸盆 2 个。	喂哺用品（决定母乳喂养者可不必准备）：大、小奶瓶各 1 个，奶瓶消毒器、吸奶器、奶瓶清洁剂各 1 个，奶瓶刷 1 个，配方奶粉 1 袋或 1 桶，奶粉用量分格器 1 个。
衣物：前开襟的内、外衣各 2 套，棉质内裤 4 条，棉拖鞋 1 双，厚棉袜 2 双，哺乳文胸 2 件，乳垫若干，便于哺乳的前扣式睡衣、生理裤各 1 条，收腹带 1 条，纸巾、卫生纸及卫生巾若干，产后卫生棉或医用纱布若干，帽子或头巾任选其一。	婴儿护肤用品：吸鼻器、爽身粉、护臀霜、婴儿湿巾、纸尿裤 2 包或棉质内裤若干条。
吃喝用品：有关餐具（如茶杯、汤匙、饭盒等），矿泉水（带吸管），松软食品（如巧克力或饼干等，以备饿了吃），参茶、果汁、红糖等。	出院服装：宝宝和尚套、脚套各 1 套，内衣、袜子、帽子等，软毯或者抱被 1 条（根据季节准备）。
住院证件：户口簿、身份证（夫妻双方）、社会保障卡或生育保险卡、病历及有关产前检查的资料、准生证、住院押金。	婴儿玩具：床头玩具（这个一定要有，新生宝宝锻炼视力很重要）、摇铃 1 套（锻炼听力，最好还能带磨牙胶的），黑白图片（锻炼宝宝视力发育）。

其他准备事项：照相机或摄像机（记录好宝宝的第一个瞬间）、保险单、手机、入院登记单、分娩计划（一份或几份）、最喜欢读的书籍或杂志、通信录（以便第一时间通知亲友喜讯）。

你了解羊水吗

在孕妈妈的子宫里充满了液体，胎儿就是在这种液体中生长发育的，这种液体叫作羊水。羊水对孕妈妈和胎儿都具有非常重要的作用。

不同孕期的羊水状况一览表

不同孕期	孕早期	孕中期	孕晚期
羊水的来源	主要来源于母体的血液流经胎膜渗入羊膜腔的液体。	胎儿通过排尿生产羊水，通过消化道吞咽羊水。	除了胎尿的排泄以及羊水的吞咽之外，又新增了胎肺吸收羊水。
羊水的数量	一般来说，羊水的数量会随着怀孕周数的增加而增多，20 周时平均是 500 毫升；28 周左右增加到 700 毫升；32~36 周时最多，为 1000~1500 毫升；其后又逐渐减少。临床上以 300~2000 毫升为正常范围，超过或低于这个范围称为"羊水过多"或"羊水过少"。		
羊水的成分	98% 是水，另有少量无机盐类、有机物激素和脱落的胎儿细胞。它随着胎儿的增长不断变化，早期和中期时的羊水是清澈透明的，到了晚期，则逐渐变成碱性的、白色稍浑浊的液体。		
羊水的作用	1. 缓冲外界压力和平衡外界压力，使胎儿免受损伤，避免子宫壁和胎儿对脐带直接压迫而导致胎儿缺氧。 2. 保持羊膜腔内恒温，使胎儿的代谢活动在正常稳定的环境下进行。 3. 羊水能够让子宫膨胀，为胎儿提供足够的活动空间，使胎儿可以在子宫内做呼吸运动及肢体活动。羊水中含有部分抑菌物质，可保护胎儿免受感染。防止因胎动所致的不适，保护母体。 4. 可调节胎儿体液平衡。当体内水分过多时，可以排尿方式排入羊水中；当缺水时，可吞咽羊水加以补偿。 5. 羊水对胎盘有挤压作用，可防止胎盘早剥。羊水对产道有一定的润滑作用，使胎儿更易娩出。 6. 可以检测胎儿在宫内的情况。通过羊水可进行宫内胎儿出生缺陷的产前诊断（染色体病、代谢病），了解胎儿成熟，尤其是肺成熟的情况，为医疗性早产儿做好出生前的准备。 7. 促进产程进展。在临产的时候，子宫开始收缩，宫腔内的压力由羊水传到宫颈，可帮助扩张宫颈口及阴道。		

第 38 周 小房子不够用了

孕妈妈第 38 周日常保健

如何应对孕晚期失眠

· 失眠原因

孕晚期的失眠主要由五大原因引起：孕妇体内激素变化、饮食习惯的改变、尿频、食物过敏和抽筋。

· 改善对策

针对上述孕晚期失眠的原因，孕妈妈可利用以下方法来帮助睡眠，有效改善失眠症状：

1. 制造舒服的睡眠环境

孕妈妈的寝室照明不要太亮，要利用间接照明，准备不冷不热的被子和衣服。养成在寝室里只是睡觉的习惯，不要在寝室里集中做别的事情。

2. 睡觉之前洗个温水澡

花 10~20 分钟洗个温水澡，有助于放松肌肉、促进血液循环，对睡眠有益。

3. 采取半俯卧姿势睡觉

侧躺，一条腿弯曲，两腿之间放一个垫子，垫高脚的位置。这样的姿势有利于腿部血液循环，可消除疲劳、促进睡眠。

4. 不喝含咖啡因的饮料

晚上不要喝太多水，否则小便量会增加，导致起夜次数增多。不要喝咖啡、红茶、绿茶等含有妨碍睡眠成分的饮料。

5. 在规定的时间睡觉

每天晚饭后规定读书、洗澡等的时间，并在规定的时间睡觉。

6. 听音乐或看书

如果就寝后 20~30 分钟还无法入睡，可以听些轻柔的音乐或看书。

7. 坚持散步和热身运动

天气好的时候，到户外轻松地散步和运动，调节身心的同时，还能促进血液循环，产生适当的疲劳感，有利于睡眠。

8. 尽量减少尿频对睡眠的影响

孕后期，有近 80% 的孕妈妈都不同程度地遭受尿频困扰，晚上多次起来上厕所，严重影响睡眠质量。生殖泌尿系统感染会引起尿频，这种感染常常表明身体抵抗力不足，因此孕妈妈要同时注意是否有其他感染，如感冒、念珠菌阴道炎等。

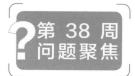

自然分娩 PK 剖宫产

第 38 周
问题聚焦

　　随着现代分娩科技的进步，很多80后孕妈妈因为惧怕分娩痛就轻率地选择了剖宫产的方式进行分娩，这是非常不明智的一种做法。现代手术的确越来越安全，并且也确实挽救了不少母子的性命。但是，对于大多数年轻孕妈妈来说，自然分娩是人类繁衍的自然生理过程，是目前人类生育最合适、最安全的方式。而且剖宫产毕竟是个大手术，需要时间来复原。因此，如果不是有绝对的必要，还是应该避免采用。

自然分娩与剖宫产两种分娩方式之比较

分娩方式	对孕妈妈的影响	对胎宝宝的影响
自然分娩	1. 经历过分娩阵痛的孕妈妈更能体会到为人母的崇高和伟大，无形中与宝宝建立起了超越一切的深厚情感，同时也给了宝宝人生的第一次锻炼机会。 2. 创伤小，安全系数高，出血少，产后复原快，也比较节约开支。	1. 随着子宫有节律性地收缩，胎宝宝的胸廓接受到有节律的压迫，挤出了肺泡内的羊水，同时又促进肺泡表面活性物质的产生，有利于肺部扩张，建立自主呼吸。 2. 自然分娩的宝宝运动协调性高，神经、感官系统发育较好。分娩时受压，血液循环速度减慢，有利于血液充盈，兴奋呼吸中枢，建立正常的呼吸节奏。
剖宫产	1. 手术出血多，易感染，术中极有可能伤及脏器，创伤面大，产妇易患羊水栓塞，也给日后再孕带来了难度，增加瘢痕妊娠、瘢痕处胎盘植入的风险。有可能出现子宫破裂，危及孕妈妈的生命。 2. 产后出现并发症的可能性是自然分娩的十多倍，疼痛和恢复时间也较长。术后须禁食，影响母乳喂养。 3. 从经济角度讲，剖宫产费用昂贵，是自然生产的2~3倍。	1. 未经产道挤压，新生儿湿肺的发生率高于自然分娩儿。 2. 剖宫产儿发生运动不协调的概率高，且容易出现感觉统合失调问题，如精神不易集中、多动等，在情商和免疫功能方面，也较自然分娩儿要差。 3. 术中风险大，可能会造成新生儿软组织损伤。

第 39 周 准备迎接宝宝降临

孕妈妈第 39 周日常保健

过期妊娠的解决方案

• 什么是过期妊娠

当妊娠超过预产期两周还没有分娩的，医学上称之为过期妊娠。一般，过期妊娠占妊娠总数的 5%~12%。

• 过期妊娠的危害

过期妊娠会造成胎儿窘迫，因为过期妊娠的胎盘开始慢慢退化，出现了"胎盘老化"，因此，向胎儿运送氧气和营养的功能每天都呈进行性衰减。

另一方面，由于胎儿的不断成熟，对氧气的需求量也不断增加。因此，过期妊娠的胎儿在子宫内很容易缺氧，严重的可造成脑坏死或者因缺氧而死亡。

胎儿在子宫内缺氧时可发生剧烈的呼吸运动，分娩过程中易将羊水吸入呼吸道，引起窒息死亡或出生后患新生儿吸入性肺炎。

少数胎儿还会出现过熟现象，如皮肤出现皱褶黄染，指甲、毛发过长，像个"小老头"。

胎儿缺氧，其大脑细胞也会受到损伤，从而影响出生后的智力发育。过期妊娠时，羊水减少，故对分娩不利。

分娩时，因胎儿巨大或颅骨坚硬，囟门与颅缝缺乏伸缩性，不利于胎头变形。因此，有可能发生分娩困难，胎儿颅内出血和母体产道损伤的概率提高。

• 过期妊娠的处理方法

一般来说，如果不能按时分娩，医院会加强产检和监测，于 41 周安排入院引产。孕妈妈不用过于担心，更不要擅自采取措施。如果有什么不适，要及时告诉医护人员，请他们来处理。

过期妊娠者有下列情况之一的，应该引产或终止妊娠：

1. 宫颈已经成熟。

2. 每 12 小时内胎动计数小于 30 次或胎心监护显示胎儿窘迫。

3. 羊水过少（羊水指数＜5cm）。

4. 有其他并发症，如妊高病等。

5. 妊娠已达 42 周。

分娩时要配合医生

分娩是一个生理过程，孕妈妈不要太担心，只要保持思想放松和精神愉快，与接生人员配合好，分娩就能顺利进行。

·帮助分娩的手法

1. 按摩法：以两手指轻轻按摩腹壁皮肤，深吸气时将两手按摩至腹中线，呼气时再从腹中线移至两侧。也可按摩腹部最疼的地方。

2. 压迫法：在深吸气时，用拳头压迫腰部肌肉或髂前上棘、髂嵴及耻骨联合部位。此方法与按摩法交替使用，可以减轻子宫收缩对大脑的刺激，缓解腹部酸胀疼痛的感觉。

3. 屏气法：宫口开全后，当宫缩开始时，在医生的指导下，双腿屈起、分开，两手抓住把手，像解大便一样用力向下屏气，时间越长越好。待宫缩过后，立即放松，争取时间休息。当胎头即将娩出时，产妇要密切配合接生人员，不要再用力向下屏气，以免造成会阴严重裂伤。

·积极配合接生人员

1. 放松精神：紧张情绪可能直接影响子宫收缩，而且会使食欲减退，引起疲劳、乏力，影响分娩进程。

2. 注意休息，适当活动：在产程刚开始的时候，宫缩持续时间短，间隔时间长，可以利用这个时机好好休息，节省体力。在医生同意的情况下，可以下床适当活动，这样有利于胎头下降。

3. 勤解小便：胀大的膀胱不仅会影响胎儿先露部的下降，还会影响宫缩。

4. 调整呼吸：每次宫缩时，均匀地深吸气，做腹式深呼吸动作，吸气要深而慢，呼气时也要慢慢吐出，呼吸的频率以每分钟 10～15 次为宜，宫缩停止时闭眼休息。

5. 正确用力：胎儿娩出前，由于胎头压迫盆底肌肉，产妇有排便的感觉，并会不由自主地向下用力。孕妈妈正确用力，增加腹压对分娩至关重要。孕妈妈要在宫缩时用力。有时，会阴部撕裂的疼痛会影响产妇用力，这时，孕妈妈要放松精神，接生人员已做好接生准备，会尽量保护会阴，帮助胎儿顺利娩出。

分娩前，孕妈妈要放松精神，好好配合接生人员的工作。

消除分娩紧张的方法

一般意义上，我们所说的预产期是按照怀孕 40 周加以计算的。实际上，预产期只是对宝宝大概出生时间的一种推算，并不是一成不变的具体日期。通常宝宝会在 40 周左右出生，但是也会提前三周或错后两周，这都是正常的。因此，孕妈妈的分娩准备要有一定的机动性。

要知道，绝大多数孕妈妈都是初产，并没有什么分娩经验可以直接拿来借鉴。这就要求孕妈妈提前了解与分娩相关的知识与技巧，以轻松应对即将到来的临产。例如，分娩时肌肉会不自觉地无效紧张，无形中会导致产程延长。那么，如何消除这种紧张呢？

1. 调节分娩心理

随着产期的临近，孕妈妈的内心越发忐忑不安，想象分娩时的疼痛、担心分娩的种种不顺利、忧虑胎宝宝是否正常等。甚至对自己的身体过分敏感，以致将一些胎儿的蠕动、不规律的宫缩引起的轻微腹痛等正常现象误认为是临产的征兆而过分紧张。其实，这完全没有必要，孕妈妈要坚信，分娩是一个正常、自然的过程，坚信自己能够成功完成这个光荣而神圣的使命。

2. 呼吸法

在消除了产前心理紧张因素后，孕妈妈不妨放舒缓的轻音乐缓解紧张情绪，还可以采取呼吸法来促进分娩，帮助消除分娩时的紧张情绪，缓解分娩时肌肉的过度紧张。

呼吸法	动作要领	作用
浅呼吸	仰卧平躺，嘴唇放松，微张口，进行轻而浅的吸气、呼气，二者之间要间隔相等。开始练习时做 15 秒钟，习惯后持续练习 30 秒钟。	缓解腹部紧张，减轻疼痛。
深呼吸	仰卧屈膝，由鼻平静吸气，待吸满空气，然后由口慢慢吐出。	有镇静效果，能使紧张的肌肉完全放松。
短促呼吸	仰卧平躺，双手紧握，用尽力量连续做几次短促呼吸。	集中腹部的力量使胎儿的头慢慢地娩出。

孕妈妈第 40 周日常保健

分娩前一定要看

宝宝就要出生了，这不但对孕妇来说是重大时刻，对家里其他的人来说，也是一件重要的事情，他们会为此做许多精心的准备，以有利于妈妈的分娩和宝宝的喂养。但是，总有一些情况容易忽视，比如以下的这些问题：

1. 应该什么时候给医生打电话？什么时候去医院？

2. 是先打电话问医生，还是直接去医院？如果在夜间或节假日，如何和他们联系？

3. 从家到医院的路途，是否总是能畅通无阻？在上下班交通高峰期间，从你家到医院大约需要多长时间？

4. 寻找一条备用路，以便道路堵塞时有另外一条路可供选择，使孕妇尽快到达医院。

5. 准备乘什么交通工具去医院，是私家车、出租车，还是朋友的车？

6. 住院用品准备好了吗？如换洗衣物、洗沐用品、休闲食品及个人卫生用品、婴儿用品等。是否放在一个包里，可以随时拿走？

7. 谁负责陪护分娩？如果他临时去不了，谁可以替补？

8. 孕妇工作的事情是否安排好了？是否把你的预产期和休假计划告诉了相关领导？如果你自己是老板，公司的工作安排好了吗？

9. 分娩后谁帮助照顾宝宝？一旦发生特殊情况，如何联系医生？

这九大问题很重要，孕妇只有先解决了它们，才能做到分娩后不手忙脚乱。

牢记八大临产信号

当孕妈妈出现以下情况时，说明产期已近，分娩随时都可能发生，孕妈妈要及时做好准备。

• 宫底下降

胎头入盆，子宫开始下降，减轻了对膈肌的压迫，孕妇的呼吸困难有所改善，胃的压迫感消失。

• 腹坠腰酸

胎头下降使骨盆压力倍增，会感觉越来越腹坠腰酸。

• 大、小便次数增多

胎头下降会压迫膀胱和直肠，使得小便后仍有尿意，大便后也不觉舒畅。

• 胎动减少

此时胎位已相对固定，因此胎动减少。每小时少于 3 次或持续 2~3 小时无胎动，应马上就医。

• 体重增加停止

有时还会出现体重变轻的情况，这标志着胎儿已发育成熟。

• 辨别真假宫缩

从孕 28 周开始，假宫缩会经常出现，其特点是发生的时间无规律，程度时强时弱。临产前，由于子宫下段受胎头下降所致的牵拉刺激，假宫缩会越来越频繁。

真假临产的辨识

真临产先兆	伪临产先兆
宫缩有规律，每隔 5 分钟子宫收缩一次。	宫缩无规律，收缩时间不恒定，有时每 20~30 分钟一次，有时每 3~10 分钟就收缩一次，然后突然停止。
宫缩逐渐增强，往往以子宫一阵痉挛似的剧痛开始，痛感蔓延到腿部、背部和腹部，没有大便，却有强烈的便意。	子宫收缩的强度不随时间而增加。
当行走或休息时，也无法缓解宫缩带来的阵痛。	站立活动后多发阵痛，改变体位或休息后好转。
宫缩伴有见红，分泌物量多，且呈现褐色或血色。	不伴有黏液增多或见红。
宫颈内口逐渐扩张。	宫颈内口没有明显改变。

• 见红

从阴道排出含有血液的黏液白带，称为见红。一般在见红后不必急于去医院，有时见红后仍要等数天才会出现有规律的宫缩。

• 破水

阴道流出羊水，俗称"破水"。因为子宫强而有力的收缩，子宫腔内的压力逐渐增加，子宫口开大，胎儿头部下降，引起胎膜破裂，从阴道流出羊水，这时离降生已经不远了。

第 40 周 问题聚焦

分娩三产程

第一产程

第一产程开始时，子宫每隔 10 分钟左右收缩一次，收缩时间也较短。后来，子宫会收缩得越来越频繁，每隔 1~2 分钟就要收缩一次，每次持续 1 分钟左右。当宫缩越紧、间歇越短时，宫口就开得越快，产妇就越感到疼痛。当子宫收缩时，产妇会感到子宫发紧、发硬，下腹或腰部疼痛，并有下坠感。

这期间，助产人员会为产妇测量血压、听胎心、观察宫缩情况、了解宫口是否开全及进行胎心监护，以及时处理突发情况。

第二产程

这时，产妇要躺在产床上，助产师会帮助分娩。由于产妇的用力直接关系到胎儿娩出的快慢、胎儿是否缺氧以及产妇会阴部损伤的轻重，因此，这时的产妇要在助产师的指导下合理用力。

这段时间，宫缩痛有明显减轻，宫缩的力量更强。当出现宫缩时，产妇的双脚要蹬在产床上，双手紧握床边的扶手，深吸一口气后屏住，像解大便一样向下用力，并向肛门屏气，持续的时间越长越好。如果宫缩还没消失，就换口气继续。这时，子宫收缩越来越紧，每次间隔为 1~2 分钟，持续 1 分钟，胎儿下降很快，迅速从宫颈口进入产道，又顺着产道达到阴道口露头，直到全身娩出。

在宫缩停止的间歇，产妇要全身放松，抓紧时间休息，切忌大喊大叫或哭闹折腾。当宫缩再次出现时，再重复前面的动作。

当胎头即将娩出时，助产师会提醒产妇不要再用力了。这时，产妇可以松开扶手，宫缩时张口哈气，宫缩间歇时，稍向肛门方向屏气。这时，助产师会保护胎头缓缓娩出，并保护产妇的会阴部位，防止严重撕裂。当胎儿娩出时，产妇不要扭动，应保持正确的体位。在第二产程初，产妇一般需要 1~2 个小时，经产妇则只需要半个小时或几分钟。

第三产程

胎儿娩出后，产妇会立刻觉得腹内空空，如释重负。子宫继续收缩，过了 5~30 分钟后，胎盘及包绕胎儿的胎膜和子宫发生分离，并随着子宫的收缩而排出体外。若超过 30 分钟胎盘仍未排出，则应该听从医生的安排，由医生帮助娩出。胎盘娩出代表着整个产程已全部结束了。

孕10月 准爸爸要做的事儿

为妻子做好产前准备

·清扫房间

在妻子生产前，准爸爸应该将房间清扫干净，保证采光和通风情况良好，并尽量把房间布置得温馨、舒适，让母子能够在一个清洁、安全、舒适的环境里愉快地度过产期。

·拆洗被褥和衣物

在孕晚期，孕妈妈已经行动很不方便了，准爸爸应主动将家中的衣物、被褥、床单、枕巾、枕头拆洗干净，并在阳光下曝晒消毒，以备使用。

·购买食物

准爸爸应去超市购买挂面或龙须面、小米、大米、红枣、面粉、红糖等产妇必备食物。还要准备鲜鸡蛋、植物油、虾皮、黄花菜、木耳、花生米、黑米、芝麻、海带、核桃等食物。

·购置洗涤用品

准爸爸应购置肥皂、洗衣粉、洗洁精、去污粉等洗涤用品。

·准备好待产物品

由于此时妻子被产前阵痛所困扰，无暇顾及入院事项，待产物品就需要准爸爸细心携带了。（关于待产物品详见194页）

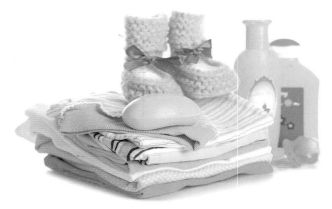

在孕妈妈分娩前，准爸爸要把房间布置得温馨舒适些，可以放些盆栽。

孕 **10** 月　营养膳食

孕 10 月营养指南

1

　　孕 10 月，孕妈妈的饮食要丰富多样，每天保证食用两种以上的蔬菜，保证营养全面均衡。

2

　　为了储备分娩时消耗的能量，孕妈妈应多吃富含蛋白质、糖类等能量较高的食物，同时也不能忽视对体重的控制。

3

　　除非医生建议，孕妈妈在产前不要再补充各类维生素制剂，以免引起代谢紊乱。

4

　　建议孕妈妈每天摄入优质蛋白质 80 ~ 100 克，为将来给宝宝哺乳做准备。

5

　　分娩前，可以多吃些脂肪和糖类含量高的食物，为分娩储备能量。

6

　　每天保证主食（谷类）250 ~ 400 克，包括薯类及杂豆，总脂肪量 60 克左右。还要注意粗细搭配，避免便秘。

孕 10 月重点营养素

· 1. 蛋白质

到了孕 10 月，孕妈妈每天应摄入优质蛋白质 80 ~ 100 克，为哺乳做好准备。

· 2. 脂肪和糖类

本月孕妈妈可多食脂肪和糖类含量高的食物，为分娩储备能量，应保证每天主食或谷类 250～400 克，总脂肪量 60 克左右。孕妈妈可以多喝粥或面汤，还应注意粗细搭配，避免出现便秘。

• 3. 维生素 B_1

在这最后一个月里，孕妈妈应补充各类维生素和足够的铁、钙等微量元素，尤其是维生素 B_1。维生素 B_1 又称硫胺素，是一种水溶性维生素，它的主要作用就是参与糖类的代谢，从而保证人体热量的正常供应。如果维生素 B_1 不足，易引起孕妈妈呕吐、倦怠、体乏，还可导致分娩时子宫收缩乏力，使产程延长，分娩困难。所以，为了避免产程延长，分娩困难，孕妈妈应适量补充维生素 B_1。

巧克力可以为分娩时的产妇补充体力。

• 4. 维生素 K

维生素 K 可以预防骨质疏松症，还可以减少新妈妈产后出血，预防新生儿出血症。但摄入过多，会使新生儿发生生理性黄疸，还会降低口服抗凝血药的药效；摄入过少，会影响一些激素的代谢，如延缓糖皮质激素在肝中的分解。有的孕妈妈皮肤受到小小的碰撞和伤害就会变得青一块、紫一块的，可能原因之一就是体内缺乏维生素 K。每日的适宜摄入量约为 120 微克。富含维生素 K 的植物性食物主要有：菜花、绿茶、南瓜、西蓝花、水芹、香菜、莴苣、小麦、玉米、燕麦、土豆、青豆、豇豆、苹果、葡萄等。

产程中吃巧克力快速补充能量

孕妈妈在临产前需要多补充些热量，以保证有足够的力量应对分娩。建议孕妈妈吃些巧克力，营养学家认为巧克力能够快速补充热量，被誉为"助产大力士"。

• 吃巧克力的好处

1. 巧克力营养丰富，含有大量的优质糖类，能在很短时间内被人体消化吸收和利用，产生出大量的热能，供人体消耗。

2. 巧克力体积虽小，但发热量多，而且香甜可口，吃起来也方便。产妇只要在产程中吃一两块巧克力，就能在分娩过程中产生热量。

两个产程的饮食

孕妈妈分娩要消耗极大的体力。一般整个分娩过程要经历 12~18 个小时，分娩时子宫每分钟要收缩 3~5 次。这一过程消耗的能量相当于跑完 1 万米或走完 200 多级楼梯所需要的能量，可见分娩过程中体力消耗之大。

· 第一产程的饮食

第一产程中并不需要产妇用力，但是此时需要孕妈妈尽可能多吃些东西，以备在第二产程时有力气分娩。所吃的食物应该以糖类食物为主，因为它们在体内的供能速度快，在胃中停留时间比蛋白质和脂肪短，不会在宫缩紧张时引起产妇的不适或恶心、呕吐。食物应稀软、清淡、易消化，如蛋糕、糖粥等。

· 第二产程的饮食

多数产妇在第二产程不愿进食，可适当喝点果汁或菜汤，以补充因出汗而流失的水分。由于第二产程需要产妇不断用力，应进食高能量、易消化的食物，如牛奶、糖粥、巧克力等。如果实在无法进食，也可通过输入葡萄糖、维生素来补充能量。

如果不及时补充，产妇就会体力不足，导致分娩困难，延长分娩时间，甚至出现难产。

分娩时，孕妈妈可以准备一些巧克力。巧克力含有丰富的营养，每 100 克巧克力含糖类 55~66 克，脂肪 28~30 克，蛋白质约 15 克，还含有矿物质、钙、维生素 B_2 等。巧克力中的糖类能够迅速被人体吸收利用，增加能量。

孕 10 月一日食谱推荐

早餐	午餐	晚餐
（7：00~8：00）牛奶或豆浆 250 毫升，清炒南瓜 150 克，红枣大米粥 1 碗	（12：00~12：30）米饭 100 克，蒜香茄子 150 克，盐水虾 100 克，清炒茼蒿 100 克	（18：00~18：30）芝麻拌菠菜 150 克，虾仁豆腐 100 克，素什锦 60 克，香菇鸡粥 1 碗
加餐（10：00）香蕉 1 根	加餐（15：00）酸奶 150 毫升，葡萄干 10 粒	加餐（21：00）牛奶 200 毫升，少许面包或苏打饼干

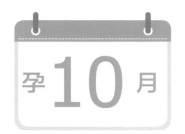

孕 **10** 月

胎教主题 英语胎教

用英语来进行胎教，可能有些孕妈妈乍一听会觉得有点不知所措。孕妈妈可以通过说英语、看英文原版电影、听英文歌曲等一系列方法，为宝宝创造一个英语环境。

·1. 从简单词汇开始

孕妈妈和准爸爸一起来和胎宝宝进行英语对话吧。先从最简单的"Good morning, baby"开始。孕妈妈可以一边抚摸着腹部一边用英语传递自己的心声。

·2. 选择漂亮的童话书

给胎宝宝朗诵简单有趣的英语教材。推荐阅读简单有趣的带有漂亮图片的童话书，一边看着优美的图画一边朗读。

·3. 时间最好固定

孕妈妈每天进行英文胎教的时间最好要固定，胎宝宝的听觉神经在晚上 8 点到第二天上午 11 点最为敏锐，所以孕妈妈应该尽可能地选择在这个时间段朗读。

·4. 音像制品作为辅助

如果孕妈妈本身在英语阅读方面完全没有自信，或者嗓子不舒服，可以试着使用一些音像制品进行胎教。

·5. 唱英文歌

孕妈妈可以选择 The ABC song、Ten little Indian boys、Edelweiss 等尽人皆知的歌谣唱给宝宝听。也可以购买相关的 CD，或在网上搜索一些英语催眠曲，一边听一边学唱。

·6. 自编故事

在较厚的卡纸上写下动物或其他物品的英文名称，或者以动物图片为素材试着编一些英文小故事讲给宝宝听。

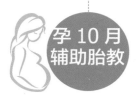

孕 10 月
辅助胎教

到了孕 10 月，孕妈妈应该好好珍惜最后几天的怀孕时光，让自己平静下来。

美育胎教

准爸爸可以带孕妈妈一起去美术馆欣赏画作，对美术毫无兴趣的准爸爸和孕妈妈也可以一起看一看漂亮宝宝的照片，或者一起到风景优美的地方散步。

抚摸胎教

在宝宝活跃时用手轻轻地抚摸或拍打，以对其形成触觉上的良性刺激，促进宝宝感觉神经和大脑的发育。当然，你也可以边抚摸边说话，加深和宝宝之间的感情。

保健运动

　　盆底肌和骨盆是决定分娩是否顺利的关键部位，对这两个部位进行训练，能够帮助孕妈妈顺利分娩。可以配上舒缓的音乐，想象宝宝的模样，以提升幸福感。

盆底肌训练

　　1. 缓慢收缩。吸气，然后呼气，在此过程中紧闭肛门，就像正在制止排便。同时紧闭尿道口，感觉像憋尿。活动阴道周围的肌肉，一松一紧，一张一弛。想象电梯正在上升，当你感觉到达顶层时，屏气，保持尿道口、阴道口、肛门同时紧缩，坚持数分钟，然后缓慢放松。放松臀部和大腿，将注意力集中在尿道口，而不是肛门处。

　　2. 迅速收缩。如果你已经感觉到盆底肌在渐渐强壮起来，继续重复以上的锻炼，可以加快收缩的速度。

　　3. 缩肛。锻炼肛门括约肌，同时也加强整个骨盆底。有规律地往上提收肛门，然后放松，一提一松就是缩肛运动。

　　4. 让脐部紧贴脊背。一只手放在腹部，另一只手放在乳房下方，用腹部吸气，想象一只气球慢慢充气的过程。然后呼气，同时紧吸脐部。也可以在吸气时挺起乳房，呼气时握紧乳房。慢慢吸气，缓缓呼气，再吸气，再呼出，保持盆底松弛。站着或坐着的时候都可做这节操。

　　5. 松弛骨盆底部。再次想象你正在电梯里，从一楼到地下室，试着松弛下颌骨，感觉下巴自然下垂，嘴巴自然张开，然后轻轻收缩所有肌肉。电梯回升，结束锻炼。

骨盆训练

　　1. 平躺式。躺在瑜伽垫上，双膝弯曲，双脚放平。将一只手放在背后部的空隙里，另一只手搭在髋骨上。将背部压向瑜伽垫，这时应感到髋骨向后移动，臀部略微向上倾斜，保持 5 秒钟后慢慢放松。

　　2. 站立式。身体站直，双臂垂放在身体两侧。双腿略微弯曲，背下部呈曲线时，臀部将会向下降落。肩膀保持不动，移动骨盆，保持 5 秒钟，放松身体并直立。

　　3. 半蹲式。抓住牢固的东西，将左脚置于右脚前。左膝稍向外伸，将身体降低，保持臀部收紧，背部挺直站起来，换另一条腿做一遍。

　　4. 全蹲式。保持背部伸张和挺直。双腿分开并尽量蹲低一些，尽量使脚跟触及地面，让脚跟与脚趾平均分担重量。

　　5. 扭动式。仰卧在床上，两腿与床呈 45°，双膝并拢，带动大腿和小腿左右摆动。摆动时两膝好像在画一个椭圆形，要缓慢而有节奏地运动。双肩和脚底要紧贴床面。左腿伸直，右腿保持原状，右腿的膝盖慢慢向左倾倒。右腿膝盖从侧面恢复原位后，再向右侧倾倒，两腿交替进行。

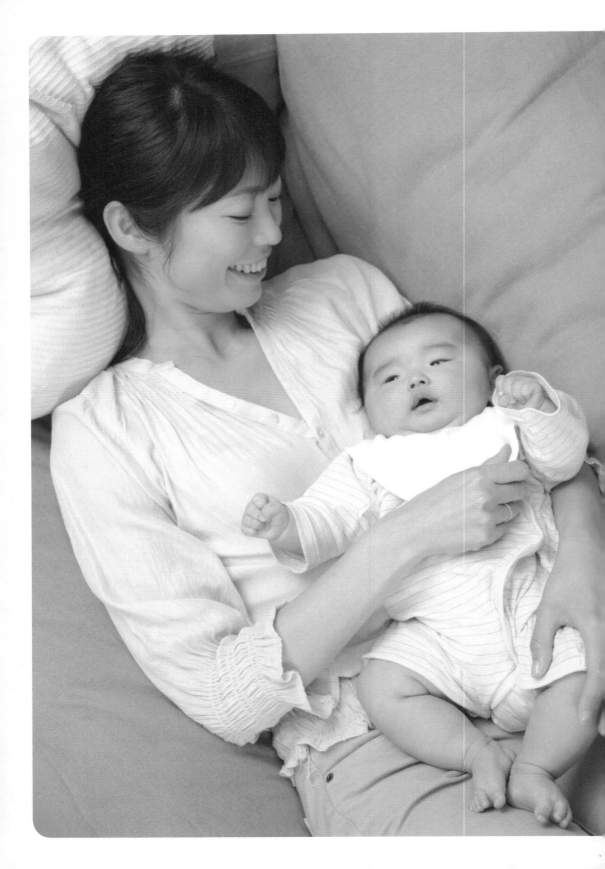

PART

3

产后 8 周
坐好月子与新生宝宝护理

第1周 静养的日子

新妈妈第1周日常保健

本周注意事项

•生产当日

重点关注事项：即使没有食欲，也需要进食。

因子宫收缩而出现产后痛，产后24小时内出血量不应超过500毫升，否则为产后出血，应及时告诉医生。产后1小时内的早接触、早吸吮和早开奶，可减少产后出血，利于早下奶，防治乳胀。孕妈妈在分娩过程中消耗了大量体力，非常饿，产后容易发冷，打寒战，所以就算没有食欲也要进食，可以躺着或斜靠着进食。

•产后第2天

重点关注事项：分泌初乳时喂给宝宝。

新妈妈的状态比第一天好，但还有阵痛，尤其在哺乳时，经产妇的恶露更明显，红色恶露的量增多。开始分泌乳汁时乳房会变大、变硬，并伴随疼痛。这时要清洁乳头，分泌初乳时喂给宝宝。

•产后第3天

重点关注事项：分泌乳汁，用按摩来缓解瘀块。

正式开始分泌乳汁了，会出现乳房痛，这时候不能停止授乳，最好能坚持用温热毛巾来缓解瘀块。新妈妈子宫内开始重新生成黏膜，产后痛减少，会阴痛减轻。脉搏和呼吸恢复正常，活动更加自然。自然分娩的新妈妈出院时要注意保暖，回家后立即休息，勤换护垫和清洁外阴。

•产后第4天

重点关注事项：维持适当室温。

室温如果太低，新生儿的能量无法用于成长，只能用在维持体温上，所以成长会缓慢。新妈妈母乳分泌变多，食欲增强，为了授乳要注意营养的摄取。随着食物摄取量的增加，应该开始排便了，如过了4天也没有排便就要向医生咨询。

•产后第5天

重点关注事项：多食富含蛋白质的食物。

为了促进乳汁分泌，新妈妈最好多食富含蛋白质的食物，尽量让母乳满足新生儿的发育需要。子宫恢复到拳头大小，小便量开始恢复，褐色恶露的分泌明显减少。

•产后第 6 天

重点关注事项：给新生儿适当的授乳量。

新妈妈和新生儿开始熟悉母乳喂奶，宝宝每天有 6 次小便，喂奶间隔宝宝睡眠安静即说明乳汁是充足的。分娩时出血容易导致贫血，要服用补铁剂。

•产后第 7 天

重点关注事项：社区医生要来家访。

社区医生来家访母婴，可向他咨询问题。自然分娩的新妈妈进入恢复阶段。逐渐消肿，妊娠纹变浅，恶露的分泌量也减少，但还没有完全恢复，最好保持情绪稳定，保持足够的睡眠。

产后恶露不尽

恶露是指分娩后由阴道排出的分泌物，它含有胎盘剥离后的血液、黏液、坏死的蜕膜组织和细胞等物质。产后恶露不尽是指产后满月仍有恶露，且颜色和气味有异常，呈脓性，并有臭味。

•子宫排除恶露的过程

产后 1~3 天	红恶露	恶露呈鲜红色、量较多，有血腥味。
产后 4~10 天	浆液性 恶露	恶露为淡红色血液、黏液和较多的阴道分泌物。
产后 2 周后	白恶露	其中含有白细胞、胎膜细胞、表皮细胞等，分泌物呈淡褐色或白色，量稍多一些。

•对新妈妈的贴心叮咛

如果恶露量多或慢慢减少后又突然增多，血性恶露持续两周以上，且为脓性，有臭味，那么可能出现了细菌感染，应及时到医院就诊。如果伴有大量出血，子宫大而软，则显示子宫可能恢复不良。

如果血性恶露颜色灰暗且不新鲜，并伴有子宫压痛，这说明子宫合并感染，应及时请医生检查，用抗菌药物控制感染。

需要注意的是，恶露量也会因为用力或喂哺宝宝而增加，或是服用大量的生化汤，造成大出血。万一恶露量太多（半小时浸湿 2 片卫生护垫）、血块太大或出现血流不止等状况，就必须咨询医生，以免发生危险。

•专家指导

1. 大小便后用温水冲洗会阴部，擦拭时一定要从前往后擦拭或直接按压拭干，选用柔软消毒卫生纸。经常换卫生护垫和内裤以减少细菌感染的机会，刚开始约 1 小时更换一次，之后 2~3 小时更换一次即可。

2. 血热、血瘀、肝郁化热的新妈妈，可以喝一些清热化瘀的果蔬汁，如藕汁、梨汁、橘子汁、西瓜汁等。

3. 气虚的患者可以喝鸡汤、桂圆汤、大枣汤等。

4. 小米、鸡蛋和红糖一起煮粥食用，可以活血补虚，非常适合恶露不尽的新妈妈食用。

第1周 饮食调养

产后第1周饮食调养方案

排除恶露：第1周的饮食要以排毒为主，如果太补，恶露和毒素会排不彻底。

促进伤口愈合：自然生产的妈妈，伤口愈合只需3~4天，而剖宫产的妈妈则需要约1周。建议多吃富含优质蛋白质和维生素C的食物，促进顺产时阴道撕裂或侧切及剖宫产后伤口的愈合。

第1餐以流质食物为主：不管是自然生产的妈妈还是剖宫产的妈妈，产后第1餐都应以易消化、营养丰富的流质食物为主，如牛奶和一些汤类，这些食物既能补充新妈妈在生产时所损失的体液，又能补充足够的热量和营养素。

● 剖宫产新妈妈第1周的饮食调养

做剖宫产手术的新妈妈，手术后6小时内应平卧、禁食。由于麻醉药的作用尚在，对肠胃蠕动有抑制作用，此时盲目进食会导致腹胀。产后6小时后24小时内，胃肠功能恢复，可以给予少量免糖奶的半流质，如米粥、面条等，注意少吃多餐，既能促进肠胃蠕动，又能促进排气、通便，减少腹胀。术后24小时鼓励下床活动，排气后，可以像正常产妇一样进食了，但要注意不要太油腻。

● 顺产新妈妈第1周的饮食调养

产后第1天

新妈妈身体极其虚弱，急需营养，但产后宫缩疼痛又来捣乱，所以新妈妈的食欲依旧不见好转，胃肠功能也在初步调整中。所以，饮食上应以补充水分、易消化食物为主，可进食适量清淡、稀软的食物，如红糖水、蛋花汤、鸡蛋羹、水果、牛奶等都是很好的选择。

产后第2天

新妈妈的状态可能比第1天要好些，但还会有阵痛，尤其在哺乳时，经产妇的恶露更明显，红色恶露的量增多，色鲜红，稍多于月经量，有时还带有血块，这就是血性恶露。产后第2天恶露增多是正常现象，新妈妈不要有太大的心理负担，以免影响正常的进食和泌乳。此时新妈妈的胃口可能还不太好，可以多喝红糖水、吃老鸭炖猪蹄等补气养血的食物，坚持少食多餐，减少对肠胃的负担。另外，新妈妈要坚持增加哺喂次数，以帮助子宫收缩，促进恶露排出。

产后第 3 天

新妈妈正式开始分泌乳汁了。乳汁的充足与否依赖于宝宝的频繁吸吮。哺乳的新妈妈要注意合理的营养搭配，可以适当食用一些汤类，以促进乳汁分泌、提高乳汁质量，满足小宝宝身体发育的需求。

产后第 5 天

新妈妈身体上的不适感觉已经有所缓解，开始有精力去关注小宝宝了，初为人母的责任感使得新妈妈无论大小事情都要亲力亲为，神经每天都绷得紧紧的，再加上夜里要给小宝宝哺乳，失眠就在所难免了。这时候新妈妈应适当选择一些有助于调节神经功能、改善睡眠的食品来吃，如猪肝、虾、牛奶、蜂蜜、核桃、鱼等。

产后第 7 天

新妈妈的精神好了很多，恶露也没有前几天那么多了，颜色也不那么鲜红了，伤口也恢复得差不多，照顾小宝宝也得心应手了，紧接着胃口也跟着好起来了。这时新妈妈可以将饮食恢复正常，可以吃鲤鱼、鲫鱼、薏米、香菇、白萝卜、南瓜等营养丰富的食物，但是依然要以清淡的饮食为主，盐也要少放，味精最好不放，否则奶水进入宝宝体内，会影响到宝宝的肾脏发育。

产后第 4 天

女性在怀孕期间，体内孕激素的分泌量明显增加，在分娩当天达到了峰值。而在生产后随着胎盘的娩出孕激素水平会突然降低，很容易诱发抑郁性的心理异常表现，情绪容易波动、低落，时常感觉莫名的不安，常常为一些鸡毛蒜皮的小事而备感委屈，甚至伤心落泪。出现这种抑郁情绪，不但影响妈妈的身体恢复和精神状态，还会对正常哺乳产生不利影响。此时，新妈妈应多吃一些有抗抑郁作用的鱼类和海产品，以缓解这种不良情绪。

产后第 6 天

妈妈最近几天的辛苦和劳累可能会在产后第 6 天得到一次彻底的宣泄，看着笨手笨脚的新爸爸以及忙得不亦乐乎的其他家人，新妈妈会感觉"心有余而力不足"，总想帮忙做点什么，可就是浑身没劲，打不起精神来。产后贫血、失眠、吃不下饭、着急上火、抑郁等都在消耗新妈妈的精力，这时候新妈妈要变换着吃品种多样化的食物，即使平日里不爱吃的，只要对自身恢复和小宝宝发育有利，都要尝试一下，争取多摄入一些高蛋白、高热量、低脂肪、利于消化吸收的食物。

第1周 宝宝护理

第1周宝宝大事记

时间	事件	具体要点
第1天	清除异物	宝宝一出生,护士首先要清除他鼻子和口腔内的异物,以防窒息。
	剪脐带	宝宝出生后,医护人员就要给宝宝剪断脐带。新生儿脐带残端会逐渐萎缩干燥,一般3~7天后脱落。
	接受检查	宝宝出生后,医生会对他进行Apgar(阿普卡)评分来确定他的健康状况。Apgar评分是对宝宝的心率、呼吸、肤色、肌肉和反射这5个项目进行打分,每个项目的分值范围都是0~2,最后将5个分值加起来,总分就是Apgar评分。评分会在宝宝出生5分钟后再进行一次。通常8~10分都是正常的,如果宝宝得到了这个范围的分数,就说明他不需要特别护理。
	挂上名牌	护士会把写有爸爸妈妈姓名及宝宝出生时间的卡片挂在宝宝的手腕或脚腕上,以便能和别的宝宝区分开。
	按脚印	脚印既可以用来鉴定确认个体,也可以留个纪念。
第2天	带有胎脂	新生宝宝的皮肤一般呈红色,刚出生的时候,全身都覆盖着一层滑溜溜的油状物质,这就是胎脂。尤其是女宝宝,下体的胎脂会让妈妈很紧张。一般1~2天后,胎脂会被自动吸收,所以不必擦掉它。
	吸吮初乳	宝宝出生后7天内,妈妈分泌的初乳中含有大量能够使宝宝免受各种疾病侵扰的免疫抗体,因此一定要让宝宝吸吮。
	排出胎便	宝宝出生后1天内,就会排出黑绿色的胎便。胎便是宝宝出生前沉积在肠胃内的分泌物。如果宝宝出生后1天内没有排出胎便,就要及时看医生,排除肠道畸形的可能。

（续表）

时间	事件	具体要点
第 3 天	脐带变黑了	宝宝原本透明的脐带变黑了，但是还没有脱落，这时肚脐不能沾水，否则容易发炎，因此要特别小心。
	皮肤变光滑	原本皱巴巴的皮肤开始变光滑，因为宝宝的皮肤很薄很透明，所以能看到红色的血管。
第 4 天	排出黄色稀便	胎便排出后，开始出现黄褐色稀便。用母乳喂养的宝宝，大便呈黄色，也可能带有白色糊状疙瘩，这些都属于正常现象。用配方奶喂养的宝宝，大便呈黄褐色，略稠。
	出现新生儿黄疸	新生儿的肝功能尚未发育成熟，不能及时清除多余的胆红素，会造成皮肤和眼白呈黄色，也就是新生儿黄疸。新生儿黄疸一般在宝宝出生后 2~3 天出现，4~5 天更加严重。生理性黄疸属于正常现象，一般不需要治疗。
第 5 天	出现蒙古斑	随着新生宝宝的皮肤逐渐变白，有的宝宝臀部、背部和肩膀等处会出现青色的斑片，称为蒙古斑。妈妈不必着急，一般随着宝宝长大，蒙古斑会自行消失。
	采血化验	宝宝出生后 7 天内，必须采集血液，检查乳酸代谢、糖代谢、甲状腺功能等与身体代谢相关的指标，以便及早发现问题，采取适当的治疗措施。
	吃奶后打嗝排气	宝宝的肠胃尚未发育成熟，经常会出现吐奶的现象。因此刚喂完母乳或配方奶，不要马上让宝宝躺下，一定要设法帮宝宝打嗝，以使胃里的空气排出。宝宝躺下后，一定要把宝宝的头转向一侧，这样即使吐奶，也不至于堵住气管。
第 6 天	睁开大大的眼睛	宝宝虽然能睁开眼，但是由于视力尚未充分发育，还看不清妈妈的脸。但是他的大眼睛会灵活地左顾右盼，跟随光亮转动。宝宝大部分时间都在睡觉，所以睁开眼睛的时间很短。
	享受沐浴	宝宝的皮肤需要保持清洁。沐浴时，要先洗脸部、头部，再洗前胸、后背、四肢，洗完全身后，要用干毛巾擦拭水分。注意不要让水打湿宝宝的脐带，以免发生感染。
第 7 天	脐带脱落	脐带已经变得又黑又脆，在干透以后，它会自行脱落。
	腿呈 M 形	因为宝宝在妈妈的子宫里一直弯曲着双腿，宝宝出生后到学会走路之前，双腿都会习惯于保持弯曲的姿势，形似英文字母中的"M"。
	黄疸消失	生理性黄疸在宝宝出生后 1 周左右就会慢慢消失。如果宝宝出生 10 天后，黄疸依然不退，那就要去看专业医生了。

宝宝的喂养

· 珍惜初乳

俗话说："初乳滴滴赛珍珠。"初乳是指新生儿出生后7天内所吃的母乳，量不多，但浓度很高，颜色类似黄油。

· 初乳的功效

1. 初乳所含的免疫球蛋白可以覆盖在新生儿未成熟的肠道表面，阻止细菌、病毒的附着，提高新生儿的抵抗力。

2. 含有可保护肠道黏膜的抗体，能防止肠道疾病。

3. 蛋白质的含量高、热量高，容易消化和吸收。

4. 能刺激胃肠蠕动，加速胎便排出，加快肝肠循环，减轻新生儿生理性黄疸。

· 对新生儿最好能按需哺乳

新生儿在出生后1~2周内，吃奶的次数会比较多，有的宝宝一天可能吃奶达十几次。即使在后半夜，吃得也比较频繁。到了3~4周，吃奶的次数会明显减少，每天也就7~8次，后半夜往往就一觉睡到自然醒，5~6小时不吃奶。即使是刚刚出生的宝宝也是知道饱饿的，什么时候该吃奶，宝宝会用自己的方式告诉妈妈。

妇产科小词典

妈妈在给宝宝喂完奶后，要将宝宝抱起来轻拍背部，让宝宝打嗝后再缓缓放下，这样能有效地防止宝宝溢奶。

· 喂奶的正确姿势

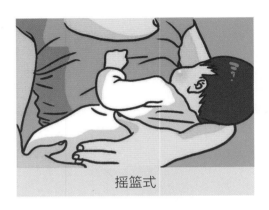

摇篮式

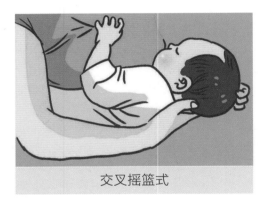

交叉摇篮式

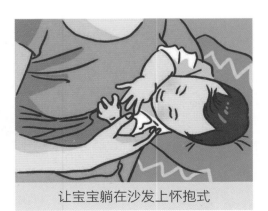

让宝宝躺在沙发上怀抱式

胃口好转也别贪食 第2周

本周注意事项

重点关注事项：吃保养餐或补药。

进入产褥期的第 2 周，新妈妈的伤口基本愈合，胃口也明显有所好转，这时可以运动自如了。皮肤会严重干燥，乳头也会干燥，要多加注意。

• 具体护理

洗澡后在妊娠纹处和乳头处抹乳液或保湿水，可以防止干燥。

可以正式做产褥期体操了。产褥期体操能帮助产后恢复，预防产后肥胖。

如无法很好地分泌乳汁，就先确认是否睡眠不足，睡眠不足容易导致乳汁减少。或者是宝宝吸吮姿势有问题，或吸吮的时间和次数不足。

会阴愈合，恶露分泌量减少，可用护垫代替卫生棉。

不要长时间站着，感到疲劳就躺下休息。

通过毛孔的分泌物排出增多，只抹基础护肤品。

了解新生儿的睡眠规律，按照新生儿的规律生活，与新生儿一起同步睡觉才能得到充分的休息。

非要卧床休养一个月吗

其实，女人坐月子并不一定非要卧床休息一个月，这与传统观点认为月子里不能下床否则身体恢复不好的观点相悖。一般来说，正常分娩的健康产妇可于产后 24 小时内、剖宫产的产后 24 小时就可以下床活动。产后新妈妈早期下床活动可以促进身体尽快恢复，并有利于子宫的复原和恶露的排出，从而降低感染的概率，预防产褥期各种疾病的发生。如果一个月内都卧床不起，产妇肯定会没有食欲，没有力气，有可能还会导致便秘、血栓性疾病、子宫内膜炎等。

妇产科小词典

对于剖宫产的产妇，术后平卧 6 小时后可翻身、侧卧，以防褥疮、肠粘连发生；术后 24 小时可以坐起来，下床活动。拔除尿管后第一时间便可以下床解小便。有合并症或并发症的，视病情决定下床活动的时间。

月子期缘何不宜使用腹带

不少新妈妈担心自己体形变得难看，因此，刚生下宝宝后就迫不及待地使用腹带或紧身内裤，把腰部、腹部、臀部都勒得紧紧的，以为这样能恢复体形。这样做不仅无助于恢复腹壁的紧张状态，反而会使腹压增加，而产生盆底支持组织及韧带对生殖器官的支撑力下降，可导致子宫下垂、子宫严重后倾后屈、阴道前后壁膨出等症，从而使新妈妈盆腔血液流动不畅，抵抗力下降，进而导致盆腔炎、附件炎等各种妇科疾病，严重影响新妈妈的身体健康。

产后坐浴好处多多

• 坐浴的功效

1. 泡热水会松弛括约肌，减少肛门疼痛，使肛门的静脉血管扩张、消肿，减少瘙痒感。当小便疼痛或恶露的一部分还带着血，或因为感染出现炎症时，坐浴有治疗效果。新妈妈应该在产后 7 天后进行坐浴。

妇产科小词典

新妈妈如果有以下特殊情况，可以使用腹带来恢复身材，即：剖宫产的新妈妈术后 7 天内使用腹带包裹腹部，可促进伤口愈合，但腹部拆线后，就不宜长期使用；产后新妈妈体形过瘦或内脏器官有下垂症状，使用腹带对内脏有举托的功效，但当脏器复位后，就应解下腹带。

妇产科小词典

坐浴注意事项

水里不要放盐或消毒剂；出血严重的人要控制好时间；经常长时间坐浴会使肛门溃烂，有副作用，一般 10 分钟最适合，皮肤敏感或有溃烂时每次只能坐 2～3 分钟。

2. 把会阴部浸在热水中能减轻痔疮疼痛，去除肛门周围的异物，杀菌解毒，减少疼痛，促进会阴伤口愈合。

3. 坐浴能促进下腹部血液循环和淋巴循环，化解瘀血，有效缓和腰痛和关节痛。

4. 坐浴能促进下腹部的气血循环，使子宫和卵巢保持健康，有助于皮肤变好。

5. 坐浴能促进下腹部的血液循环，除去体内垃圾，有助于分解和减少腹部多余脂肪。

• 坐浴的方法

1. 坐月子时，每天坐浴 2～3 次，每次 10 分钟左右比较合适。最好是在睡觉前或排便后进行。

2. 坐浴水温在 40～42℃为宜，水要煮开后适当放凉再使用。坐浴过程中，水温下降时需要继续补充热水。

3. 浴盆放在马桶上，侧切伤口浸泡水中。脖子和后背围上小毯子，反复伸缩括约肌，直至全身出汗，可促进气血循环。

4. 会阴切开部位使用的是特殊的缝合线，所以要用柔软的毛巾轻拍着擦拭或用吹风机吹干伤口，才不会出现异常。用吹风机时要在 30 厘米的距离用最弱的风。

第 2 周　饮食调养

产后第 2 周饮食调养方案

从这周起，新妈妈可以尽量吃一些补血食物，如猪心、红枣、红豆、芝麻、玉米、猪蹄、红衣花生、枸杞子等，以调理气血，滋补肠胃，促进子宫收缩。适量吃一些高营养餐，充分摄取优质蛋白质、无机盐丰富的食物和有助于乳汁分泌的鱼肉、鸡肉、鸡蛋等动物性蛋白质。

月子里的饮食禁忌

• 产后忌滋补过量

分娩后为补充营养和有充足的奶水，比较重视饮食滋补，但要控制好度。营养过剩会使奶水中脂肪含量增多，容易造成宝宝肥胖，影响宝宝的消化功能。

• 产后忌喝高脂肪的浓汤

喝高脂肪的浓汤容易影响食欲和体形。而且高脂肪也会增加乳汁中的脂肪含量，新生儿、婴儿不能耐受和吸收，容易引起腹泻。

• 产后不宜过量吃红糖

产后吃些红糖对母子都有好处，因为红糖有利尿作用，可减少尿潴留，也有助于恶露排泄通畅，有利于产后子宫收缩。但如果过量食用红糖，会引起恶露增多，造成继发性失血。所以新妈妈吃红糖时间以 7～10 天为宜，并应煮沸沉淀后再食用。

• 产后忌立即吃炖母鸡

习惯认为，产后应多吃炖老母鸡才有利于滋补和恢复身体。其实这完全是一个误区，因为吃炖老母鸡固然能增进营养，但会导致新妈妈奶水不足或完全回奶，达不到母乳喂养宝宝的要求。

• 产后忌吃巧克力

产妇在产后需要给新生儿喂奶，如果吃过多巧克力，不利于宝宝的发育，会损伤神经系统和心脏，并使肌肉松弛，排尿量增加，导致婴儿消化不良、哭闹不停、睡眠质量不高。此外，巧克力的脂肪含量比较高，吃多了不利于身材恢复。

• 月子里不宜以鸡蛋为主食

虽然传统观点认为，产后吃鸡蛋可以帮助新妈妈恢复元气，但不可过量食用。因为产后新妈妈胃肠道蠕动能力较差，过量食用鸡蛋会影响肠道对其他食物营养的吸收，严重者还容易引起腹胀、便秘。

第2周 宝宝护理

新生儿睡眠注意事项

• 睡懒觉是新生儿的特权

新生儿睡眠时间相对较长,每天可达20小时以上。渐渐地睡眠时间会有所减少,2~3个月时会缩短到16~18小时;4~9个月时会缩短到15~16小时。随着年龄的增长和身体的发育,他玩耍的时间会慢慢加长,睡觉的时间会慢慢缩短。只要宝宝能吃,体重也正常增加,睡得很香甜,比平均值多几个小时或少几个小时,都是正常的。

新生儿的睡眠大多无昼夜之分,过了100天左右才能有白天和黑夜的区别。

• 新生儿最好跟妈妈一起睡

现代亲密育儿法提倡母婴同室,宝宝从一出生就要和妈妈待在一起,要充分进行肌肤接触。蒙氏的教育理念认为,爸爸妈妈的触摸对宝宝的健康和智力发展具有重要作用,所以一定不要吝啬你的抚摸和拥抱。

• 家里人要保持正常的生活习惯

不要因为宝宝在睡觉就勒令全家人不能发出任何声响,走路都要蹑手蹑脚的,生怕惊醒了他。其实宝宝睡觉时,家人还应保持正常的活动,只要适当减小音量就行。否则宝宝一旦养成了必须非常安静才能睡觉的习惯,反而会睡不踏实,一有响动就会惊醒,而且家人也会做不成任何事。

• 宝宝安睡小良方

室温以18~25℃为宜,并保持室内空气新鲜;睡觉时不要穿得太厚,衣服以宽松柔软为佳;不要让宝宝在白天玩得太疲劳,睡前也不要让宝宝情绪过于兴奋;宝宝的被子要随季节更换。

• 宝宝睡觉最好不要开灯

不少家庭为了防止宝宝入睡后发生意外,喜欢让房间一直开着灯。但是开灯睡觉对培养宝宝的作息规律并无好处,还会影响宝宝的视力。

宝宝适应环境变化的能力还很差,如果卧室灯光太强,就会改变宝宝适应昼明夜暗的规律,使他分不清黑夜和白天。而且人工光源会让宝宝感到压力,时间长了宝宝会躁动不安、情绪不宁,难以入睡。

宝宝长时间在灯光下睡觉,光线对眼睛的刺激会持续不断,眼睛便不能得到充分的休息,易造成对视网膜的损害,影响其视力的正常发育。

新妈妈第3周日常保健

本周注意事项

重点关注事项：可以做简单的运动了。

新妈妈恶露减少了，身体也舒服不少，可以进行适当的活动，但小心不要累着。可以照看宝宝或换尿布了，但给宝宝洗澡等消耗体力的事还是不要独自做。

• 具体护理

剖宫产容易得子宫内膜炎，要特别注意会阴部清洁；身体虽有所恢复，还是要禁止长时间弯曲身体。

改善乳房下垂的秘诀

• 1. 用乳罩矫正胸部形态

要选择尺码合适的胸罩，胸罩带宽为2厘米左右，带和罩竖直连接。旁边竖直的有金属丝的产品能有效地固定胸部。即使在产褥期，就算闷也要坚持戴胸罩，这样才能有效预防胸部下垂。

• 2. 不要洗桑拿浴

蒸桑拿浴长时间出汗，皮肤会失去弹性，下垂的胸部会更下垂。因此，新妈妈要避开桑拿浴和蒸汽房，冲洗时要用温水，最后用冷水按摩胸部。用淋浴洗澡时，可以打开淋浴器，从胸部下部往上喷水，这样能促进血液循环，提高胸部的弹性。

• 3. 多吃高蛋白质食品

蛋白质可促进女性激素分泌，制造有弹性的胸部；维生素 B_1、维生素 B_2 能防止肌肉拉长；维生素 E 能更有效地调节女性激素。

• 4. 每天做一次胸部体操

通过体操锻炼胸大肌，下垂的胸部会上挺，至少坚持6个月才会有效。

动作：跪坐，两手贴在地上，间距比肩膀宽度大一点，手掌向里，先弯曲再伸直胳膊。伸直胳膊时，膝盖靠拢，后背要平。一次反复10遍。

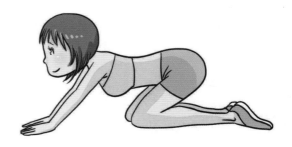

第3周　饮食调养

产后第3周饮食调养方案

产后第3周是进补的最佳阶段，主要任务是修复怀孕期间承受巨大压力的各个组织器官。新妈妈可以适当吃些补养品并进行催奶，这里推荐鲫鱼汤、猪蹄汤和排骨汤。

月子期饮食六大原则

营养问题是月子期需要关注的最重要的问题。因为产后的饮食营养，对新妈妈产后的身体恢复和小宝宝的健康成长都起着不可忽视的作用，还直接关系到新妈妈以后是否会留下后遗症。所以新妈妈们产后一定要学会用饮食来调养身体。

• 精——量不宜过多

产后过量的饮食只会让新妈妈体重增加，因此要控制好量。如果是母乳喂养，奶水很多，食量可以比孕期稍增，最多增加1/5的量；如果奶量正好够宝宝吃，食量可与孕期相等；如果没有奶水或是不准备母乳喂养，食量和非孕期持平就可以了。

• 杂——食物品种多样化

产后进食品种应多样，要求有荤有素，粗细搭配。进食的品种越丰富，营养就越平衡和全面。

• 稀——多喝些汤汤水水

乳汁的分泌是新妈妈产后水的需要量增加的原因之一。此外，新妈妈出汗较多，体表的水分挥发也大于平时，体内容易缺水。所以，新妈妈可以多喝些汤汤水水，如多喝汤、牛奶、粥等。

• 软——食物最好以细软为主

新妈妈的饭要煮得软一点，少吃油炸、坚硬的食物，过硬的食物对牙齿不好，也不利于消化吸收。

• 避开冷、硬、油腻食物

冷、硬、坚韧、油腻的食物会制造对身体不好的热量，延迟产后恢复时间。特别是冷食，会使身体凉，妨碍血液循环和消化，对生理功能的恢复也不好。

• 预防缺铁和缺铁性贫血

正常分娩时，有约500毫升的出血量，为了补充血液，新妈妈要充分吸收铁质。铁的不足容易引起产后缺铁性贫血。因此，新妈妈应多摄入含铁量高的食物，如动物的肝脏、肉类、鱼类、谷类、鸡蛋、黄豆及其制品等。

第 3 周　宝宝护理

有趣的宝宝气质

气质受到遗传因素的影响，在胎儿时期就已经形成，宝宝的性格就是以此为基础发展起来的。人不能按照主观愿望改变自己的气质类型，但可以通过后天的培养教育来扬长避短。

下面通过在宝宝喝奶的时候，我们将奶瓶轻轻地但是毫不迟疑地夺走这样一个实验，来对各种气质的宝宝及其照顾要点进行分析：

气质	表现	分析	照顾要点
多血质	奶瓶被夺走会大哭，但送回来就不再哭。	反应快而准确。这样的宝宝能对环境做出适度的反应，并能根据环境变化灵活地调整或者终止反应，容易与外界协调一致。	让宝宝周围充满新鲜刺激，满足宝宝的好奇心。
胆汁质	奶瓶被夺走会大哭，送回来会一边哭一边吃。	反应快速、强烈，但不够准确，容易改变。这样的宝宝易激怒，不好抚慰，容易与环境形成对抗。而在正确的引导下，也容易妥协。	适合用奖励来引导宝宝不断进步。
黏液质	奶瓶被夺走会等一会儿才哭，送回来还在哭，过一会儿才吃。	反应虽不快，但很准确，情绪体验深刻。这样的宝宝也许总是慢半拍才有反应，但其反应比较难以平复。一旦形成固定反应，很难改变。	宝宝的进步是建立在不断重复的基础上的。
抑郁质	奶瓶被夺走也是等一会儿才哭，但有可能哭两声就停止了，送回来会再接着吃。	兴奋和抑郁过程都弱，反应缓慢且不明显，但情绪体验深刻。很小的刺激都能引起过度的反应。这样的宝宝神经容易疲惫，倾向于不再做出反应。	应及时满足，不断鼓励，太多的挫折会导致宝宝回避外界，造成心理障碍。

> 注：宝宝的气质不是用一个奶瓶就可以完全测试出来的，一般人往往兼有几种类型的气质特征，在这里只能是大概区分，以方便对宝宝进行照顾。

第4周 月子接近尾声

新妈妈第4周日常保健

本周注意事项

重点关注事项：产后水肿。

会出现下肢甚至全身水肿的现象；由于分娩时经历的痛苦或照看宝宝的疲劳，仍会出现腰肌的疼痛。

• 具体护理

使用清扫机、洗衣机的家务可以开始做了，但不要承担全部的家务活；可以适当增加运动量；如果恢复顺利，产褥期就可以淋浴，但因为有感染的危险，尽量避开大众浴池；恶露一般应干净了，若仍未净则应就医。

产后水肿

新妈妈在产褥期内出现下肢甚至全身水肿的现象，称为产后水肿。中医认为，产生这种状况的原因多为脾胃虚弱或肾气虚弱，体内的水分滞留过多。脾胃虚弱造成的水肿常伴有食欲不振、头晕心悸、神疲肢倦、汗多等状况，或有便溏、胸脘痞闷、口淡黏腻、舌质淡、苔薄白或腻、脉细弱无力等症状。肾气虚弱造成的水肿，常伴有腰酸腿软、头晕耳鸣、下肢逆冷、心悸气短、舌淡苔白润、脉沉细等状况。

• 对新妈妈的贴心叮咛

当出现下肢甚至全身水肿，同时伴有心悸、气短、四肢无力、尿少等不适症状时，要及时去医院检查；剖宫产术后，如果出现了小腿水肿、疼痛，千万不要忽视，这种症状很可能是静脉血栓合并肺栓塞的先兆，是一种严重的并发症。

• 专家指导

1. 水肿时要吃清淡的食物，不要吃过咸的食物，尤其是咸菜。

2. 虽然不必控制新妈妈的饮水量，但睡觉前尽量不要喝。少吃或不吃难消化和易导致胀气的食物，如油炸的糯米糕、白薯、洋葱、土豆等，这些食物会引起腹胀，使血液回流不畅，加重水肿。

3. 不要吃过多补品，以免加重肾脏负担。

4. 可以多吃脂肪较少的肉类或鱼类。

第4周 饮食调养

产后第4周饮食调养方案

第4周，是新妈妈产后恢复健康的关键时期，因此本周的进补，新妈妈切不可掉以轻心。新妈妈身体的各个器官都在逐渐恢复到孕前状态，需要更多的营养来增强体质、提升元气，调整人体内环境。

• 有助于缓解产后水肿的食物

红豆薏米粥

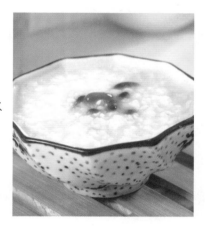

材料： 红豆50克，薏米50克，大米50克。

调料： 冰糖适量。

做法：

1. 将红豆、大米、薏米分别淘洗干净；红豆用水浸泡3小时；薏米和大米用水浸泡1小时。

2. 锅置火上，放入红豆，加入1200毫升清水，大火烧开后改小火。

3. 煮至红豆裂开后，将薏米、大米放入锅中，大火煮开后，改小火煮1小时，加入冰糖调味即可。

冬瓜鸭肉煲

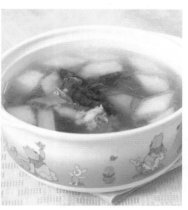

材料： 冬瓜400克，老鸭半只。

调料： 高汤、精盐、姜片、葱段、鸡精、香菜段、枸杞适量。

做法：

1. 鸭肉洗净，切块，焯烫捞出，放油锅中炒至鸭油渗出，盛出；冬瓜去皮洗净切片；枸杞洗净。

2. 汤锅倒高汤，放鸭块、冬瓜片、姜片、葱段烧开，小火煲1小时，放枸杞、加精盐和鸡精、撒香菜段即可。

第4周 宝宝护理

呵护宝宝的小屁屁

从出生开始，宝宝的小屁屁总是在重重包裹中，怎样才能保持健康舒适呢？

•选用合适的纸尿裤或尿布

小宝宝的皮肤非常娇嫩，保护层还没有完全形成，皮肤抵抗力要比成人的弱很多，如果长时间处在尿液中，很容易患上皮肤病，如尿布疹。因此妈妈一定要为宝宝选择柔软、透气、吸水性好的优质纸尿裤或尿布，为宝宝的小屁屁营造一个健康的环境。如果能选择含有护肤成分的纸尿裤，则会更全面地保护宝宝的屁屁。

•及时清洗、更换纸尿裤或尿布

天热时，宝宝摄取的水分会有所增加，排泄的次数也会增加，很容易尿湿，所以即使选用超薄型纸尿裤，妈妈仍然

爸爸妈妈
要呵护宝宝娇
嫩的小屁屁。

不能掉以轻心，要经常关注宝宝的表现，在宝宝排泄之后，要及时地更换纸尿裤或尿布。而且，尽量每次都清洁屁屁，特别是大便后要及时用温水清洗，并抹上护肤油滋润皮肤，减少摩擦。

•穿纸尿裤少用爽身粉

再薄的纸尿裤也会使里面的温度升高，因此捂上纸尿裤的小屁屁会经常出汗，如果皮肤上有爽身粉，会因洇湿变成粉泥，加重皮肤污染。

•女宝宝的小屁屁更要精心呵护

1. 女宝宝一定要用尿布或纸尿裤，并注意经常更换。

2. 大便后要及时清洗，避免大便污染外阴。

3. 外阴出现红肿和其他类似炎症症状，应及时就医。

4. 除了日常的清洁外，女宝宝需要每日清洗外阴，不必使用特殊的清洁液，清水完全能达到清洗外阴的目的。

需要注意的是：

给宝宝清洗外阴的盆和毛巾一定要专用，不应他用。

要将毛巾和盆上的杂菌彻底杀灭，可以把毛巾放在盆里，然后倒入沸腾的水，晾凉至37℃左右再使用。

新妈妈第 5 周日常保健

本周注意事项

重点关注事项：可做简单家务。

分泌白色恶露，身体恢复到孕前，可以回归到怀孕前的生活；可以正式做简单的购物和家务。

• 具体护理

就算没有到接受检查的日期，只要身体感到异常就要去医院；开始饮食调节和产后体操。

产后痛风

产后肢体酸痛、麻木，局部红肿、灼热，称为产后痛风。中医认为是因分娩时用力，出血过多，气血不足，筋脉失养，肾气虚弱，或因产后体虚，再感受风寒，风寒乘虚而入，侵及关节、经络，使气血运行不畅所致。

• 对新妈妈的贴心叮咛

产后痛风会引起新妈妈腰膝、足跟、关节甚至全身酸痛、麻木，或肌肉发紧、酸胀不适、四肢僵硬等症状，尤其在遇到阴雨天的时候，症状更加显著。对于关节疼痛剧烈且伴有高热者，应及时到医院就诊，以防患风湿热而延误病情。

• 专家指导

1. 产妇产后痛风除按中医辨证服用相应食疗方外，在日常饮食、起居等方面还要注意保暖，使身体经常处于微微出汗状态。

2. 产妇所住居室内既要通风，又不能直接吹风，夏天尤其要注意。产妇还要注意足和头的保暖，不能赤足，最好穿上袜子；注意室内保持干燥、卫生，避免潮湿；保持心情舒畅、避免生气。

3. 不要食用太多油腻的食物，要多吃一些素食和高蛋白食物，保持大便通畅。

4. 不要吃寒凉、辛辣的食物。

5. 避免进食含高嘌呤饮食，动物内脏、骨髓、海味等含嘌呤最丰富；鱼虾类、肉类、豌豆、菠菜等亦含有一定嘌呤；水果、蔬菜、牛奶、鸡蛋等不含嘌呤。应多喝水，以利于血尿酸从肾脏排出。

6. 可以选用降低血尿酸的药物，如别嘌呤醇；也可使用非甾体类抗风湿药，如消炎痛、布洛芬等，缓解关节疼痛症状。

第5周 饮食调养

产后第 5 周饮食调养方案

第 5 周，新妈妈的身体状况已经渐渐恢复，这周的饮食主要以增强体质、滋补元气为主。

有助于缓解产后痛风的食物

痛风类型	推荐食材	食疗功效
血虚型	红糖、鲫鱼、当归、黄芪、猪肝、鱼、干枣、猪蹄、莲子	益气养血，温经通络
风寒型	枸杞子、羊肉、牛肉、红糖、姜、菠萝	养血祛风，散寒除湿
肾虚型	山药、木耳、黑豆、乌鸡	补肾强腰，壮筋骨

缓解产后痛风的食谱

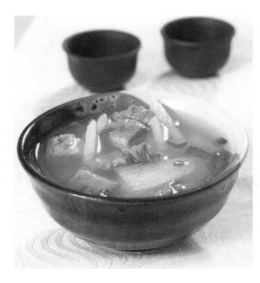

山药羊肉汤

材料： 山药 200 克，羊肉 150 克。

调料： 葱末、姜末、蒜末、干辣椒、水淀粉、精盐、鸡精、植物油适量。

做法：

1. 将山药洗净、去皮，切片；羊肉洗净，切块，用植物油煸炒至变色，捞出；干辣椒洗净，切段，待用。

2. 锅置火上，倒植物油烧至八成热，放入葱末、姜末、蒜末、干辣椒段爆出香味，放入山药翻炒，倒入适量清汤，加入羊肉块，加入精盐、鸡精调味，用水淀粉勾芡即可。

第5周 宝宝护理

怎样为宝宝选择纸尿裤

• 纸尿裤的类型

常见的纸尿裤有黏合式三角衬裤型和穿着式三角衬裤型等。

黏合式三角衬裤型纸尿裤使用方便，价格适中，是当前最为广泛使用的纸尿裤，最适合小便量和活动量都在不断增长的1岁以内的宝宝。

穿着式三角衬裤型纸尿裤能像三角内裤那样穿着，虽然使用方便，具有极为出色的活动性，但价格比较昂贵，适合会走会跑的宝宝使用。

• 选择纸尿裤的三大要领

1. 有超强的吸水力

宝宝的新陈代谢，尤其是水代谢非常活跃，而且膀胱又小，每天都要排好多次尿。如果护理不及时，屁屁容易经常处于潮湿的状态，长期如此容易形成尿布疹。

所以，在选择纸尿裤时，应挑选那些含有高分子吸收体、具有超强集中吸收能力的。这样的纸尿裤被浸湿后，形成的凝胶能承受相当于自重80倍的液体，可把尿液锁在中间不回渗，因此能使宝宝的小屁屁保持干爽，从而预防发生尿布疹。

2. 柔软且无刺激性

宝宝的皮肤厚度只有成人皮肤的1/10，角质层很薄，因此与宝宝皮肤接触的纸尿裤的表面应柔软舒适，就像棉内衣一样，包括伸缩腰围、粘贴胶布也应如此。而且，不应含有刺激性成分，以免引起过敏。

3. 透气性要好

宝宝皮肤上的汗腺排汗孔仅有成人的1/2大，甚至更小。在环境温度增高时，如果湿气和热气不能及时散出，宝宝的屁屁就会潮湿，促发热痱和尿布疹。

因此，选择纸尿裤在考虑超强吸水力的同时，也要注意是否透气。否则虽然尿液被吸收了，但热气和湿气仍聚集在尿裤里，也会使细菌生长，诱发尿布疹。

 妇产科小词典

尿布与纸尿裤分场合使用

纯棉的尿布透气性好，不刺激宝宝娇嫩的皮肤，建议妈妈们白天最好使用尿布，晚上可以用透气性好的纸尿裤。带着宝宝外出时，使用纸尿裤更方便些。

第6周 产后夫妻性生活

新妈妈第6周日常保健

本周注意事项

重点关注事项：如恢复得较快，可以进行夫妻性生活。

到了这周，恶露完全消失，子宫和性器官已恢复，身体状态与孕前一样，新爸妈可以开始过夫妻性生活，但是动作幅度一定不要太大，不可太用力。新妈妈会阴部切开有问题或分娩中过度撕裂的部位要注意预防破裂和感染。另外要提醒的是，就算不来月经也极有可能再次怀孕，所以在过性生活时一定要采取避孕措施。

• 具体护理

在医生的同意下，可以开始恢复运动量比较大的运动了，如散步、慢跑、游泳、有氧舞蹈、骑自行车等活动，但不要操之过急。可以进行短途旅行了。

每天带宝宝出去呼吸新鲜空气。

瑜伽帮你秀出小蛮腰

1. 平直仰卧，腿并拢，手放在体侧，掌心向下（见图1）。

2. 吸气，屈膝抬腿，与身体垂直（见图2）。

3. 呼气，将双腿向后摆至双脚伸过头后，臀部、下背会自然离地，如身体柔软，脚趾会碰到地面。保持10~15分钟，缓慢规律地呼吸（见图3）。

4. 恢复时，膝部弯曲，感觉脊椎一节一节地展开卷曲的身体，直到臀部再次贴回地面（见图4）。

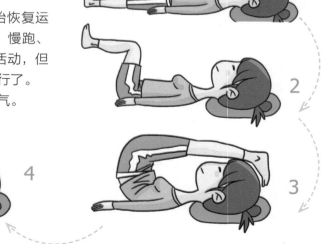

第 6 周 饮食调养

产后第 6 周饮食调养方案

第 6 周，新妈妈可以将重点放在健体修身、美容养颜上，并进一步调整产后的健康状况，净化机体，增强免疫力；同时，多吃新鲜蔬菜水果及应季食品，养成每天喝牛奶的好习惯，做到按需进补，严控脂肪摄取，并积极运动，这样才能调养出健康和美丽来。

• 有助于缓解产后便秘的食物

种类	食物名称
蔬菜类	芹菜、圆白菜、大白菜、菠菜、韭菜
水果类	香蕉、苹果、梨、菠萝、桃、鲜枣
粗粮	玉米、小米、紫米、高粱、燕麦、荞麦

• 缓解产后便秘的食谱

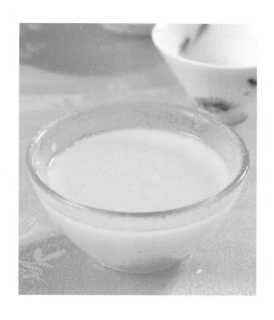

玉米糁粥

材料： 玉米糁 100 克，小米 50 克。

调料： 冰糖（或精盐）适量。

做法：

1.玉米糁洗净；小米淘洗干净。

2.锅置火上，加水烧开，放入洗净的玉米糁煮 10 分钟，再放入小米。

3.煮至烂熟成粥时，按个人口味加入冰糖（或精盐）调味即可。

第6周 宝宝护理

给宝宝洗澡的学问

洗澡可以促进宝宝的血液循环，解除宝宝的疲劳，增进宝宝的食欲，保证宝宝的睡眠质量。

• 注意事项

1. 洗澡的水温应为37℃左右，室温应为26～28℃。查看水温是否合适，可以使用温度计准确测量，也可以用肘弯试水，感到不冷不热即可。

2. 最佳的洗澡时间是上午10点到下午2点之间。最好在吃奶前1个小时到半个小时，宝宝处于觉醒状态时洗澡。每次洗澡的时间不超过10分钟。

3. 假如宝宝脐带还没脱落或脱落后还没有长好，就只能给宝宝擦洗身体，以免肚脐进水，引起感染。

4. 洗澡前要先准备好洗澡用具，不要选择太深和底面太滑的浴盆。还要准备好棉花棒，以便洗澡后擦干鼻子和耳朵里的水以及脐部的水。

• 给宝宝洗澡的步骤

1. 将宝宝放入浴盆之前要先洗脸洗头。洗脸时，一只手托抱宝宝，另一只手将小毛巾或纱布蘸水稍拧干后，先擦洗眼睛，再擦洗额头、脸及耳背后，最后清洗鼻孔及耳朵。洗头时，用一只手垫住宝宝的颈部，然后稍稍抬起宝宝的头部，用托住宝宝颈部的手的大拇指和无名指捂住宝宝的耳朵，以防水流进去。然后用另一只手洗头。

2. 用婴儿服或毛巾包裹宝宝的身体，然后从臀部开始轻轻接触温水，等宝宝适应水温后，再慢慢放入水中。

3. 首先用温水弄湿宝宝的前胸，然后把全身都泡在水中，最后把裹在宝宝身上的衣服或毛巾除去。先洗宝宝的颈部和前胸，然后将宝宝翻转过来，用一只手托住宝宝的颈部和胸脯，洗后背和臀部。先洗手臂和腿部，再仔细地清洗宝宝握紧的小拳头和脚。别忘了洗宝宝的隐私部位。

4. 洗完所有部位后，在温水里将全身轻轻冲洗一下。把宝宝抱出浴盆后，不要急着给宝宝穿衣服，先用浴巾裹着，迅速把头擦干，等全身彻底干了，再穿衣服，这样就不易受凉感冒了。

妇产科小词典

每天洗澡后要坚持给宝宝做抚触，这能刺激宝宝的脑细胞和神经系统，促进脑发育。抚触的顺序为从上到下、从前到后。在给宝宝做抚触时，一定要和宝宝有眼神与语言的交流。

新妈妈第 7~8 周日常保健

本周注意事项

从第 6 周开始到第 8 周，新妈妈可以做一些减肥运动了，这个时期是新妈妈减肥塑身的最好时机。

产后塑臀操

• 腿部运动

身体平躺，双手放平。双足配合呼吸轮流向上举起 30°，吸气时脚上举，吐气时脚放下。

妇产科小词典

新妈妈在做该运动时，注意膝盖与脚尖均放平，不可弯曲，刚开始时速度宜放慢，再根据身体情况加速。

• 转臀运动

身体平躺，双脚合并，屈膝。肘平放在地上，双膝向左下压地板，再向右下压地板。下压双膝时，脚尖应尽量定住不动，这样功效较佳。

• 美臀运动

双手抱左膝，将左膝靠向腹部，再换右膝。再以手抱双膝，同时靠向腹部。

妇产科小词典

两腿可以交替做，也可以同时做，能美化臀部，并收缩小腹。

• 爬行运动

双手撑起上半身，双腿屈膝，趴于地上，类似擦地状。

妇产科小词典

新妈妈做时，可用护膝，以免膝部受伤。

• 臀部按摩

站立时，将手置于臀部，由上往下推臀部，或由下往上推。

妇产科小词典

由上往下推有助于局部细胞活动，可增进肌肉弹性；由下往上，能美化臀部曲线。适宜双向进行。

第 7~8 周 饮食调养

缓解产后脱发的食物

种类	食物	种类	食物
蔬菜类	冬瓜	水果类	樱桃
	萝卜		苹果
	大白菜		大枣
	菠菜	其他	豆腐
	藕		香菇
肉类	鱼		黑木耳
	瘦猪肉		猴头菇

缓解产后脱发的食谱

炙首乌煲鸡蛋

材料： 炙首乌 50 克，山萸肉、大枣各 15 克，鸡蛋 2 个。

调料： 红糖适量。

做法：

1. 将炙首乌、山萸肉、大枣、鸡蛋洗干净。

2. 将洗干净的炙首乌、山萸肉、大枣、鸡蛋放入锅内，加适量清水煎煮，待鸡蛋煮熟透后去壳，放入药汁中再煮 20 分钟，调入红糖搅匀即可。

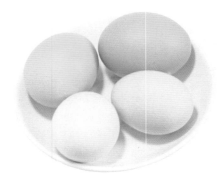

妇产科小词典

吃蛋、枣，喝汤，每天一次。补肾益精、养血生发，适宜产后气血亏虚而引起脱发的产妇食用。

第7~8周 宝宝护理

给宝宝穿衣、脱衣的技巧

新生儿身体柔软，皮肤娇嫩，小脖子也是软软的，四肢又呈弯曲状，所以给宝宝穿衣、脱衣需要一点技巧。

• 穿衣服

给婴儿穿衣服的顺序是先穿上衣，再穿裤子。

1. 穿开口衫。衣服打开，平放在床上。让宝宝平躺在衣服上，将宝宝的一只胳膊轻轻地送入袖子中，你的一只手从袖口伸进衣袖，慢慢地将宝宝的手拉出衣袖，同时你的另一只手将衣服拉住。之后，用同样的方法穿对侧衣袖。把穿上的衣服拉平，系上系带或扣上纽扣。

2. 穿套头衫。最好选择衣领容易伸缩的衣服。把套头衫的下摆提起，挽成环状，尽量张大领口，先套到宝宝的后脑勺上，然后再向前向下拉，在经过宝宝的前额和鼻子的时候，要用手把衣服抻平托起来。宝宝的头套进去以后，再把他的胳膊伸进去。

3. 穿裤子。你的一只手伸进裤管，拉住宝宝的小脚，你的另一只手将裤子向上提，即可将裤子穿上。

4. 穿连身衣。将连身衣纽扣解开，平放在床上。先穿裤腿，再用穿上衣的方法穿上袖子，然后扣上所有纽扣。

• 脱衣服

给婴儿脱衣服的顺序和穿衣服的顺序是相反的，即要先脱裤子，再脱上衣。

1. 脱裤子。把宝宝放在床上，一只手轻轻抬起臀部，另一只手将裤腰脱至膝盖处，放平宝宝后，用一只手抓住裤口，另一只手轻握宝宝的膝盖，将腿顺势拉出来。

2. 脱套头衫。把衣服从腰部上卷到胸前，然后握着宝宝的肘部，把袖口卷成圆圈形，轻轻地把胳膊从中拉出来。最后，把领口张开，小心地从头上取下。

3. 脱开口衫。解开扣子，把袖子卷成圆圈形，轻轻地把手臂从中拉出。

4. 脱连身衣。先按脱开口衫的方法脱连身衣的上身，然后按脱裤子的方法将其脱下。

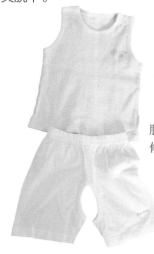

给宝宝穿衣、脱衣是新妈妈必修的功课。

时尚孕妈必知的孕期数据全攻略

从打算要宝宝开始，你就要对孕期有一个整体的了解，那么，下面的这些数据也许会帮你对整个孕期有一个初步的了解。

孕期重要数据备忘表

15 天	排卵期同房后 15 天左右	最早的验孕时间
40 天	受孕后 40 天左右	早孕反应出现的时间
1 个月	停经 1 个月后或早孕反应出现时	第一次检查的时间，确认是否受孕
2 个半月 7~9 周	停经后 2 个半月内；7~9 周最适宜	人工流产的适宜时间
1~3 个月 4~7 个月	怀孕后 1~3 个月做第一次产检；4~7 个月每月检查 1 次；8 个月后每半个月检查 1 次；最后 1 个月每周检查 1 次	全程的产检时间
6 周	怀孕 6 周	超声可见胎心音最早出现的时间
12 周	怀孕 12 周左右	怀孕反应消失的时间，有些孕妈妈可能要晚一些
120~160 次	每分钟 120~160 次	正常的胎心音频率
18~20 周	怀孕 18~20 周	自觉胎动出现的时间
30 次以上	每 12 小时 30 次以上	正常的胎动次数，12 小时不应低于 30 次
28~34 周	怀孕 28~34 周	胎动最频繁的时期
2.5~5 厘米	胎盘的正常厚度为 2.5~5 厘米	胎盘厚度

（续表）

3~7 厘米	羊水的正常深度为 3~7 厘米，超过 7 厘米是羊水增多，低于 3 厘米是羊水减少	羊水深度
12 千克	孕期，孕妇的体重增加在 12 千克左右为宜	孕期体重增加总值
12 周	怀孕 12 周以内	容易发生自然流产的时间
28~37 周	怀孕 28~37 周	容易发生早产的时间
14 天	如果超过预产期 14 天还不生，就需要人为终止妊娠	过期妊娠最大天数
12~16 小时 6~8 小时	初产妇 12~16 小时，经产妇 6~8 小时	产程时间
40 周 280 天	怀孕 40 周，怀孕 280 天	胎儿在母体内的生长时间
加 7 加 9 或减 3	日子是末次月经首日加 7，月份是末次月经起始日期的月数加 9 或减 3	计算预产期的方法
5~6 分钟	见红、阴道流液、腹痛、每隔 5~6 分钟子宫收缩 1 次且每次持续 30 秒以上	临产标志
38~42℃	洗澡水温 38~42℃	孕妈妈洗澡适宜的水温

子宫高度和孕周的关系

孕周	手测宫底高度	尺测宫底高度（厘米）
20 周末	脐下 1 横指	18（15.3~21.4）
24 周末	脐上 1 横指	24（22.0~25.1）
28 周末	脐上 3 横指	26（22.4~29.0）
32 周末	脐与剑突之间	29（25.3~32.0）
36 周末	剑突下 2 横指	32（29.8~34.5）
40 周末	脐与剑突之间或略高	33（30.0~35.3）

孕期检查时间安排

从打算要宝宝开始，你就要对孕期有一个整体的了解，那么，下面的这些数据也许会帮你对整个孕期有一个初步的了解。

产检频率	每月一次（怀孕12周~24周）				每两周一次（怀孕28~36周）					每周一次（怀孕36周开始）			
怀孕周数	12周	16周	20周	24周	28周	30周	32周	34周	36周	37周	38周	39周	40周
检查次数	1	2	3	4	5	6	7	8	9	10	11	12	13
例行产检项目	了解病史 体重 腹围 身高 水肿检查 血压 胎心 宫高 心电图 超声全查 血尿 肝肾 血型 甲状腺功能	体重 腹围 身高 水肿检查 血压 胎心 宫高 血常规 尿常规 超声排畸 唐氏筛查 糖筛			体重 腹围 身高 水肿检查 血压 胎心 宫高 血常规 尿常规 超声排畸 糖筛					体重 腹围 身高 水肿检查 血压 产前鉴定胎心电子监护 宫高 血常规 尿常规			